JN299794

子どもが野菜嫌いで何が悪い！

間違いだらけの食育ブーム

幕内秀夫

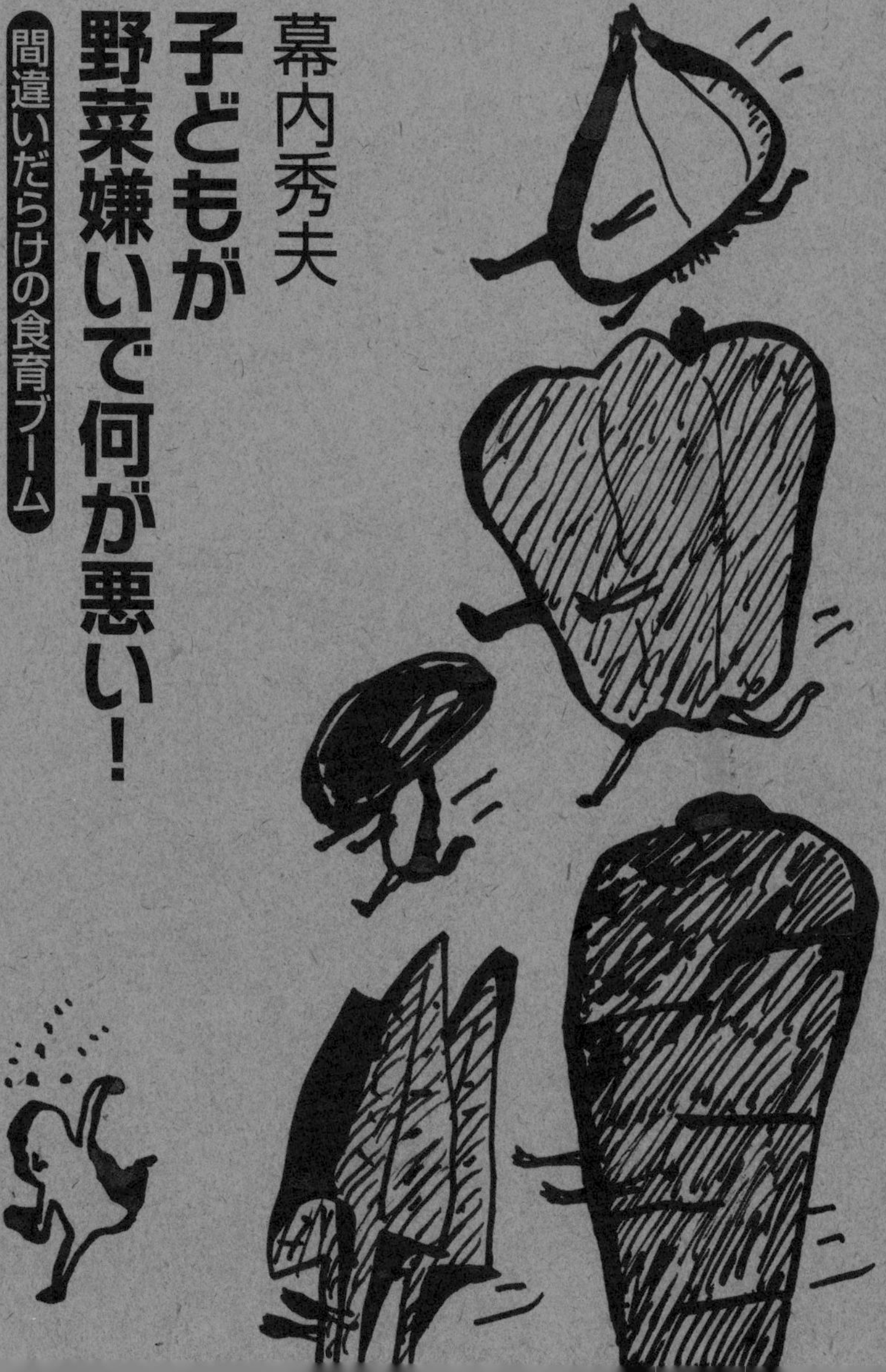

子どもが野菜嫌いで何が悪い！

カバーイラスト●三輪一雄
ブックデザイン●松木美紀

はじめに

私は年間に百回くらいの講演をしています。最も多いのは、保育園、幼稚園での講演です。講演の後に質疑応答の時間が設けられることが多いのですが、そこでのやりとりは、この三十年間、判で押したように同じになります。

父母「子どもの偏食で困っています。どうしたら直せるでしょうか？」

幕内「どんな偏食なのでしょうか？」
父母「野菜を食べてくれなくて困っています」
幕内「どんな野菜を食べないのでしょうか？」
父母「ピーマンを食べてくれません」

これまで、何百回、あるいは何千回、同じ質問を受けたかわからないほどです。それほどまでに、**子どもの野菜嫌いに悩んでいる父母が多い**ということなのでしょう。

ところが、逆に「お子さんが野菜を食べないことで、どんな問題が起きているのでしょうか？　具体的に困っていることがあったら教えてください」と質問をしてみると、ただの一度も具体的に困ったことを言った人はいません。困っているのは、お母さんが作った野菜料理を食べてくれないことだけなのです。そのことで、病気になってしまったとか、具体的に何か問題が起きているわけではありません。

極めて簡単な話なのではないでしょうか。現実に、**お子さんが野菜を食べないとしても、何の問題も起きてない**ということなのです。もっとはっきり言えば、お子さんに無理して野菜を食べさせる必要はありません。ましてや、**ピーマンなどは大人になるまで、できる限り食べさせないほうがいい**のです。それにも拘わらず、無理して食べさせようとするから、大変になっているだけなのです。

子どもは、私たち大人とちがって、たくさんの好き嫌いがあります。子どもは、自分が食べるべき食べ物、食べないほうが良い食べ物をわかっているだけで、正しい選択をしているに過ぎません。したがって、それは偏食でも何でもありません。

でも、いろいろな食育の本には「子どもに野菜を食べさせなければいけない」と書いてあるではないか、と考える方が多いでしょう。しかし、**皆さんは、誤った情報に翻弄されているだけ**なのです。もう、そんな情報に右往左往させられるのはやめましょう。

是非、本書をじっくり読んでみてください。読み終わったころには、お子さんの偏食に悩むことから解放されているでしょう。そして、お母さんの食事作りも極めて簡単で楽しいものになるはずです。

平成二十二年　一月

幕内秀夫

目次

Q

三歳と五歳の子どもたちは、食事のときに、どんなに言ってもよく噛んで食べてくれません。

第一章
子どものための食事は必要ない

昔の母は子どもの食事で悩まなかった

さまざまな調査を見ると、子育て中のお母さんにとって、最大の悩みは子どもの食事作りだと言います。実際に、食事作りで悩むお母さんの話を耳にすることが少なくありません。これは昔から続く、どうにもならない永遠の課題なのでしょうか。どうやらそうではないようです。高齢の方に聞いてみると、ほとんど全員の方が、そんなに苦労した覚えはないと言います。

しかし、不思議だとは思いませんか。私（昭和二十八年生まれ）が子どものころは、家事を助けてくれる家電製品などありませんでした。昭和三十年、電気洗濯機の普及率は九・九パーセント、電気冷蔵庫は一・一パーセントでした（内閣府「平成一五年版　家計消費動向」ほか）。電気炊飯器はこの昭和三十年に発売されています。恐らく、私の家で炊飯器を使うようになったのは、私が小学校に入るころだったと思います。ほとんどの料理が手作りだったことは当然として、ご飯でさえ鍋や釜で炊いていました。洗濯機も掃除機もなかったのですから、料理を作る時間も充分にあったとは思えません。買い物も、今よりもずいぶん大変だったと思います。自動車で買い物に行く主婦などどこにもいません。日本で最初のセルフサービス方式のスーパーマーケットが誕生したのは、私が生まれた昭和二十八年です。都内青山にある紀ノ国屋だと言われています。私の田舎、茨城県にできたのはそれからずいぶん後のことだったでしょう。そのため、魚は魚屋さん、野菜は八百屋さん、豆腐は豆腐屋さんを回って買い物しなければならない時代でした。

今や電子レンジ、食器洗浄機のある家庭はどんどん増えています。冷凍食品やインスタント食品はどれほどの種類があるのでしょうか。気軽に購入できる惣菜《そうざい》の種類も、山ほどあります。いっさい、料理を作らないでも、立派な献立ができる時代になりました。いざとなれば、コンビニは二十四時間開いています。

もちろん、昔とちがって、主婦も外で働くようになり、家事に充分な時間がとれないということもあるでしょう。しかし、どのように考えても、現在の主婦のほうが忙しくなっているとは考えられません。それにも拘《かか》わらず、なぜ、現在の母親は子どもの食事作りに頭を悩ますようになってしまったのでしょうか。

それは、極めて簡単な話です。昔の母親は、離乳食が終わったら、子どものための食事など作っていないのです。家族の食事は作っても、わざわざ子どものための食事など用意することはありませんでした。作らないのですから、苦労するわけがありません。今のお母方たちが悩むようになったのは、子どものための食事を作るようになったからなのです。

「えっ？　でも、大人と同じものでは子どもが食べられないこともあるのでは？」と疑問に思う方もいるかもしれません。その通りだと思います。たとえば、私が子どものころ、春先などは、菜の花の辛子和え、うどの煮物、ニラのお浸しなどという献立の日もあったと思います。子どもの私はどのおかずも食べられなかったでしょう。仕方がないから、納豆ごはんとかふりかけごはん、あるいは、ごはんにみそ汁をかけた猫マンマを食べていたこともあったかもしれません。それに対して、親は何も言いませんでした。これは、我が家だけの話ではありません。それが普通だったのです。したがって、子どもの食事で悩む母親などいなかったのです。

野菜が嫌いでも何の問題も起きていない

保育園や幼稚園に講演に行くと、最も多い質問は子どもの偏食についてと決まっています。たぶん二十年、三十年前から同じです。それでは、どんな偏食で悩んでいるのでしょうか。これもほとんど同じで、「野菜を食べてくれない」というものです。しかも、食べてくれない野菜は、ダントツでピーマンと決まっています。

お母さん方が、食事作りで苦労している原因のほとんどはここにあります。野菜を食べない子どもに、どうやって野菜を食べさせるか。そのことが最大の悩みになっています。

詳しくは、後で述べたいと思いますが、それは偏食でもなんでもありません。むしろピーマンが好きな子どもは珍しいと考えるべきなのです。実際に、「子どもが野菜を食べてくれません。どうしたら食べてくれるのでしょうか」という質問に対して、私が、「お子さんが野菜を食べないことで、何か困ることが起きているのでしょうか?」、「たとえばお子さんが病気になってしまったとか、具体的に困ったことがあるのでしょうか」と聞いてみると、これまで、ただの一人も具体的な問題が起きていると言った人はいません。数百人、いや、もしかしたら数千人の方に同じ質問をしているかもしれませんが、実際に何の問題も起きていないのです。

私は病院に勤務していますが、カルテに「野菜不足が原因の病気と思われる」などと記されてあるのを、一度も見たことがありません。

でも、「将来、病気になったりしないのか」、あるいは「子どものうちに野菜を食べさせないと、将来、好き嫌いの多い子どもになるのではないか」、と疑問に思う方もいるかもしれません。

そう思う方は、あなたのご両親に電話して聞いてみてください。「私が三歳、四歳のころ、野菜を好んで食べてた? ピーマンやセロリは食べてた?」と。ほぼまちがいなく、食べなかったと言われるでしょう。もしかしたら、「あんたは中学校に入っても野菜は食べなかったわよ」と言われるかもしれませんよ。でも、大人になったあなたは野菜を食べるし、もちろんピーマンもねぎも食べているはずです。子ども時代、野菜を食べなかったとしても、何の問題も起きていないのではないでしょうか。

冷静に考えてみると、親が困っているのは、子どもが野菜を大人と同じように食べてくれないことであって、それによって何か問題が起きたから困っているわけではありません。ですから、子どもが野菜を好まないとしても、何の問題もないということなのです。それを、無理矢理食べさせようと考えるようになってから、お母さん方は食事作りに苦労するようになったのです。

栄養士や栄養学者のでたらめな指導

ただ、そんなお母さん方の気持ちもわからなくはありません。食生活に関する本には、どれにもほぼ同じことが書かれています。極めてわかりやすく言えば、「子どもに野菜を食べさせないと、子どもが病気になってしまうぞ」、「野菜をきちんと食べさせないのは、母親失格だ」と書かれているようなものばかりなのです。子どもの食生活に関する講演会などに行っても、同じことです。子どもにはきちんと野菜を食べさせろという話ばかりです。それを聞いた皆さんは、下を向いて帰宅することになります。

こういった傾向は、栄養学者や栄養士と呼ばれる人だけではなく、自然食と呼ばれるものを標榜している人たちや団体、玄米菜食などと呼ばれる食事をすすめている人たちも同じです。あるいは、安全な食品（無農薬・無添加など）を流通させている団体なども変わりません。みんなで、「子どもに野菜を食べさせないと、子どもが病気になってしまうぞ」と大合唱です。

したがって、お母さん方は、食生活に関心をもった瞬間、子どもの偏食に悩むことになります。そこから、食事作りに苦労することになるのです。私には、壮大なる子どもいじめ、母親いじめが行われているとしか思えません。

中でもひどいのは、栄養学者や栄養士の人たちの書いた本です。おおよそ、以下のようなことが書かれています。

野菜には大切なビタミンやミネラル、あるいは食物繊維が含まれています。たとえば野菜にはβ《ベータ》カロチンがたくさん含まれています。これらが不足すると、皮膚や粘膜の健康を保てなくなったり、視力が低下する恐れがあります。野菜にはたくさんのビタミンCが含まれています。これが不足すると、免疫力が落ちたり、壊血病になることがあります。野菜にはカルシウムもたくさん含まれています。これが不足すると、骨が丈夫に育たなくなるだけでなく、精神的にも落ちつきのない子どもになる恐れがあります。野菜には食物繊維がたくさん含まれています。これが不足すると、便秘になることがあります――。

どんな本もみんな似たり寄ったりで、その他、ビタミンE、ビタミンD、カリウム、マグネシウム、鉄分などが不足すると、どんな問題が起こるかなどが書かれています。さらに、βカロチンを含む野菜は、青じそ、モロヘイヤ、にんじん、パセリなど、ビタミンCを含む野菜は、菜の花、ブロッコリー、かぶの葉など、カリウムを含む野菜は……、鉄分を含む野菜は……、と綿々と書かれているのです。

もし、本気で、それらの栄養素をとろうと食材を並べたら、たらいに入れた飼葉のようになるでしょう。ヤギにでもならなければ食べられません。いや、やぎの胃袋では入りきらないかもしれません。牛か草食恐竜にでもならなければなりません。お母さんたちが、食事作りに疲れるのも当然のことです。

思い出してください。数年前まで、保健所の栄養士の人たちは、離乳食に果汁をすすめていました。果物をすりおろして、ガーゼで絞って子どもに飲ませるように指導していたのです。覚えている方もいるでしょう。その当時、栄養士の人たちは、「子どもに果物を食べさせないとビタミンCが不足する」とお母さん方を脅かしていました。今は、どうでしょうか。果汁をすすめる指導は行われていません。その理由は、「乳幼児に果汁を与える必要があるということの科学的根拠がない」というものです。科学的根拠がないと言ったのは、それまで果汁をすすめていた栄養学者です。

ころころ変わる。それが栄養教育であり、栄養士の指導なのです。それにしても、チンパンジーやゴリラの子ように、果汁を与えられた子どもたちは気の毒でした。まだ、ほんのり甘い母乳を飲んでいる時期にも拘わらず、強烈な甘味を覚えてしまった子どもも少なくないでしょう。ひどい話です。

野菜を隠して食べさせるレシピが子どもを病気にする

しかも、栄養学者や栄養士の書いた本を読むと、絶望感に陥ることになります。そこにはあの手この手で子どもに野菜を食べさせる工夫が書かれています。ひどいのは、「だまし食べ」と呼ばれるものです。

たとえば、ある本には「かぼちゃのアイスココア」というものが紹介されています。かぼちゃは電子レンジでやわらかくなるまで加熱して、フォークでつぶします。それに牛乳を加えてのばしておきます。そこに、ココアと砂糖、水を入れて混ぜ、ミキサーにかけて完成です。私には、どのように考えても、単なる甘いアイスココアにしか思えません。子どもにとっても単に甘いジュースですから、喜んで飲むでしょう。しかし、これでかぼちゃを食べさせていることになるのでしょうか。これは、かぼちゃのβカロチンをとるための工夫のようです。「ようです」というのは、私にはβカロチンをとっているとは思えないからです。

「ピーマンエビフライ」なるものも紹介されていました。説明するのもばかばかしいのですが、簡単に紹介するとピーマンをみじん切りにして、衣に混ぜて揚げるというものです。食べる際には、好みに応じて、タルタルソースをかけるようにと書かれています。これが、ピーマンの料理と呼べるのでしょうか。どのように考えても、単なるエビフライです。そこにタルタルソースをかければ、子どもは食べるかもしれません。しかし、ピーマンを食べさせるというよりは油脂類を食べさせているに過ぎません。

もっとすごいのになると、ピーマンドーナツというのもあります。ピーマンをミキサーにかけて小麦粉に混ぜます。卵も入っていたかもしれません。それを揚げて、砂糖をまぶして食べさせましょう、というのです。これも、ピーマンを食べさせているのではなく、単に甘いドーナツを食べさせているとしか考えられません。さぞ、子どもは喜んで食べることでしょう。

ほとんどお笑いの世界としか言いようがありませんが、もう一つだけ紹介させてください。「かくれしいたけ」、ネーミングがいいですね。しいたけをみじん切りにして、豚肉の薄切りに巻きます。巻いた上に、再びしいたけをのせて、再度、豚肉で巻きます。それを蒸し器に入れて、蒸します。蒸しあがったものに、中華スープ、しょうゆ、砂糖などを入れて煮詰めたあんをかけてできあがり。たしかに、しいたけはかくれていますから、いい名称です。しかし、まちがっても、こんな料理に挑戦しないでください。どれだけの時間がかかるかわかりません。たしかに、これだったらお子さんも食べるかもしれません。しかし、どのように考えても、しいたけ料理ではなく、単なる肉料理——いや、砂糖の入ったあんをかけるのですから、正確に言えば、「肉の甘いあんかけ、しいたけ入り」、ということになるでしょう。

こんな、お笑いレシピをこれ以上紹介するのはやめておきます。しかし、これらの著者は、コメディアンのように、笑いを誘って、受けを狙っているわけではありません。あくまでも、子どもの健康のために、野菜を食べさせる工夫を紹介しているのです。どこが子どもの健康のためなのか。このような本を参考に料理をしたら、まちがいなくお子さんが病気に近づくことはまちがいありません。その点については、後ほど詳しく触れたいと思います。いや、その前にお母さん方がノイローゼになって入院することになるかもしれません。

ここで述べておきたいことは、こんな本を読んだお母さん方は、「自分の努力が足りない」、「もっと料理の勉強をしておけばよかった」、「工夫すれば、子どもは野菜を食べてくれるのだ」と、考えることでしょう。そしてますます、追い詰められていくことになってしまいます。

子どもへの「脅かし食べ」は逆効果

インターネットで調べてみると、お母さん同士で、「子どもの野菜嫌い」を克服した体験を紹介しているサイトやブログがあります。その中で、非常に面白いものがありました。

「娘に野菜を食べないと、バカ、ブス、デブになっちゃうよと言ったら、翌日から、野菜を食べるようになりました。子どもでも、きちんと話せばわかるものなのですね。きちんと説明することも大切だと思います」

同じように、食事の際、きちんと野菜の必要性を話しながら食べることをすすめるというものがあります。もしかして、こんな食卓の風景になるのでしょうか。

「このにんじんはビタミンCが豊富なのよ。きちんと食べないと病気になっちゃうわよ」

「しいたけには、ビタミンDがたくさん含まれてるの。ビタミンDが不足すると、骨がきちんと成長しなくなるから大きくなれないわよ」

話せばわかるというより、ほとんど「脅かし食べ」というべきでしょう。食事の最中に、そんな話を聞かされたらたまったものではありません。私なら、「うるさい。黙って食べろ」と怒ると思います。子どもにとって、楽しいはずの食事が台無しになることが心配になります。

もっとすごいものになると、「野菜を食べるまで、他の食べ物を与えてはいけません」と、主張する教育者もいます。子どもにしっかり外遊びをさせて、空腹にしてから野菜料理を食べさせろと言うのです。その教育者に指導を受けた保育園を見学しに行ったことがあります。給食が、まるでホテルのコース料理のようです。最初に野菜料理がだされます。野菜の次に何の料理がでていたのか覚えていませんが、野菜料理を食べないと次の料理を子どもたちに食べさせないのです。

たしかに、しっかり遊ばせることは大切だと思います。「空腹は最高の調味料」という言葉があります。空腹であれば、何でも美味しく食べられる、ある意味ではその通りでしょう。

ただし、大人でも、一升酒を飲んでもなんでもない人もいれば一滴も飲めない人がいるように、子どもにもそれぞれ個人差があります。三歳、四歳で、野菜を食べるお子さんもいます。七歳、八歳にならなければ野菜を好まないお子さんもいます。それにも拘わらず、個人差を無視して、野菜を食べないと次の料理を食べさせない。これは脅かしを越えて、

「拷問《ごうもん》」と呼ぶべきでしょう。私は、その保育園を見て、子どもの心に傷を残さなければいいのだが、と心配になったものです。それが原因で、野菜が嫌いになってしまうこともあるかもしれません。実際に、大人でも子ども時代にしかられたときに食べていたものが嫌いになった、という人の話を耳にすることがあります。

きちんと話せばわかる。それで野菜を食べるお子さんもいるかもしれません。しかし、それは、そういうお子さんもいるという、例外的な話だと考えるべきです。こんなことにお母さんの努力が求められることほどばかばかしいことはありません。

農業体験やお手伝いと、野菜の好き嫌いは別の話

「夏休み、農家に行って一緒に畑仕事をしたら、子どもが野菜を喜んで食べるようになったのです」

そういう話も耳にすることがあります。私たちが子どものころは、田圃《たんぼ》や畑は身近なものでした。私自身、今でも鍬《くわ》や鋤《すき》を使うことができます。覚えようと思ったのではなく、近所の農家に行って、単に遊んでいただけです。それが、いつの間にか身についていたのでしょう。それに比べて、現在の子どもは、あまりにも、生産地（田圃や畑など）とかけ

離れた生活をしています。さつまいもが木になっていると思っている子どもがいるというのも、決しておおげさな話ではなくなっているのかもしれません。意識して、農業体験をさせることは大事なことだと思います。そこで、大根やきゅうりがどのようにできるのかを体験することで野菜が身近に感じられるようになることもあるでしょう。いい汗をかいて、空腹になれば、普段食べない野菜を食べることもあると思います。それは素晴らしいことです。

しかし、それで野菜を好むようになった子どもがどれほどいるのでしょうか。たぶん、そういうお子さんもいた、という、やはり例外的な話でしかないでしょう。なぜなのかは、第二章で詳しく述べたいと思いますが、ここで簡単に触れておけば、子どもに野菜の好き嫌いが多いのは当たり前のことだからです。農業体験の大切さと、野菜の好き嫌いは別に考えてください。

同じような意味で、子どもに料理を手伝わせることの大切さを説く人もいます。農業体験と同じで、そのことも非常に大切だと思います。自分で作ったり、手伝った料理は特別なものになる場合もあるでしょう。そのことによって、普段、食べない野菜を食べるようになることも少なくないような気がします。それとは別に、職場と自宅の距離が長くなってしまった時代ですから、働くことの意味を考えさせるためにも、家事を手伝わせるのはいいことだと思います。

ただし、農業体験と同じで、料理を手伝うことによって、野菜を好むお子さんがたくさん増えるか、と言ったら、それはまた別の話です。そういうお子さんもいるというだけのことと思ったほうがいいでしょう。

そうでないと、料理を手伝わせたのに、「うちの子どもは野菜を食べるようにならなかった」と、お母さん方はますます悩むことにもなりかねません。

無農薬、有機栽培の野菜はいいけれど……

このような話も耳にすることがあります。

「普段、うちの子どもはピーマンやにんじんなどは食べなかったのですが。無農薬、有機栽培の野菜を購入するようになったら、美味しいといって食べるようになったんです」

また、安全な食品（無農薬・無添加など）を流通させている団体が、「お子さんでも食べられる、美味しくて安全な野菜」を標榜していることも少なくありません。実際に、無農薬、有機栽培の野菜を食べてみると、これが同じ野菜なのか？　と思うほど美味しい野菜に出会うことがあります。

さらに、昔の野菜料理を調べてみると、漬け物やお浸し、和え物、煮物などシンプルな料理ばかりで、油脂類を使った料理は多くありません。食用油が貴重で高価だったということもあるかもしれませんが、それだけではないように思います。やはり、農薬や化学肥料を使わなかった時代の野菜は、今よりも美味しかった可能性が高く、だからこそ、シンプルであっさりした料理でも美味しかったのではないでしょうか。

安い居酒屋さんに行って、野菜料理を食べようとすると、炒め物か揚げ物、あるいはマヨネーズやドレッシングがたっぷりかけられたサラダしかありません。油脂の「脂」は、「月」に「旨」いと書きますが、それらの料理では野菜の美味しさを味わっているのではなく、油脂類の美味しさを味わっているのです。値段が値段なのですから、それも仕方ないかもしれません。たぶん、鮮度の落ちた輸入野菜が使われているのでしょう。

したがって、農薬や化学肥料の使われていない、美味しい野菜なら子どもも喜んで食べる——というのは充分にありうることだと思います。また、家族の健康のためにも、そういう野菜を購入することが経済的に可能だったら、それは理想的でしょう。

ただし、それで、子どもが喜んで野菜を食べるようになる、というのも、例外的な話でしかありません。百人の中で、市販のピーマンが食べられる子どもが三人だとします。それを、有機栽培のピーマンにしたら、六人、七人の子どもが食べるようになったという話に過ぎません。いや、十人、十五人かもしれませんが、でもせいぜいその程度でしかありません。

そうでないと、「私の家では、経済的にそんな野菜を購入することはできません。あきらめるしかないのでしょうか」と、悩んでしまうお母さんもいるかもしれません。

「マゴハヤサシイ」とは限らない

食生活に対して、意識の高いお母さんなら、「ハハキトク」、「マゴハヤサシイ」という言葉を耳にしたことがあると思います。子どもの食生活を考えるときに、どんな食べ物を食べさせればいいのかを、わかりやすく表現した言葉です。私の尊敬する、医師や歯科医師、あるいは保育園の先生方などもすすめていることが少なくありません。

なるべく食べさせたくないものは、「ハハキトク」になります。

「ハ」ハンバーグ
「ハ」ハムエッグ
「キ」餃子

「ト」トースト
「ク」クリームスープ

逆に子どもたちに食べさせたいものは「マゴハヤサシイ」です。

「マ」豆類
「ゴ」ごまなどの種子類
「ハ（ワ）」わかめなどの海藻類
「ヤ」野菜類
「サ」魚（魚介類）
「シ」しいたけなどのきのこ類
「イ」いも類

なぜ、食べさせたくないものに、トーストやハムエッグがあるのか、食べさせたいものに、肉や牛乳がないのかなど疑問があるかもしれません。その理由については、後に触れるとして、この提案自体は私は非常に良い内容だと思っています。わかりやすいのも良い点です。

ただし、これを参考にして、子どもたちの食事作りをしようとしたらお母さん方はまちがいなく苦労することになるでしょう。「マゴハヤサシイ」を見てしまうと、結局、子どもにいろいろな食品を食べさせなければならない、ということになるからです。

ところが、子どもは野菜や海藻、きのこ類などは好まない可能性が高く、とくに、小さいお子さんの場合は、その傾向が顕著です。私は、この提案は、大人には非常に良い提案だと思いますが、子どもの食事として考えたなら、お母さん方を苦しめることになる可能性があります。

もし、「マゴハヤサシイ」を言うなら、私は次のように提案したいと思います。これは、私のブログで募集したものです。良い内容だと思いませんか。子どもの食事は、こんなものでいいのです。

「ま」ずは
「ご」はんで
「は」はえがお
「や」さいより

「さ」きに
「し」ろいごはんを
「い」ただきます

（作、横浜市　K・Mさん）

幼児期であるほど好き嫌いがあるのは当たり前

「子どもがみそ汁を好みません。どうしたら食べるようになるでしょうか」という質問も少なくありません。「どんなみそ汁を食べさせているのでしょうか」と聞いてみると、多いのが「具だくさんみそ汁」です。しかも、お母さん方は、決まって「野菜を食べさせたいので、たくさん入れるようにしています」と言います。私には、前の晩の寄せ鍋かなにかの残り物が、ドッサリ盛られているようなみそ汁が目に浮かんできます。朝から、そんなみそ汁をだされたら、私でもうんざりしてゲップがでそうです。

夏になると、みそ汁よりもお吸い物がいいなと思うことがないでしょうか。暑い日などは、何となくみそ汁を重く感じることがあります。みそ汁に入っているみそなどたいした量ではありませんが、汁にとろみがでます。濃度が高くなるというか、それで重く感じるのでしょう。

具だくさんといえば、けんちん汁や豚汁があります。どちらかといえば寒くなってから食べたいと思いませんか。その点、お吸い物はだしと塩だけですから、あっさりして飲みやすい。私たち大人でも、夏などはみそ汁を濃く感じることがあるということです。ですから、子どもはなおさらです。何しろ、子どもは食事の際、水の入ったコップを横に置きながら食べます。

甘いものなら一般に、ケーキよりも水分の多いアイスクリームやジュースを好みます。私たち大人以上に、水分の多いものを好む傾向があります。それにも拘わらず、朝から、寄せ鍋の残り物のように、どっさり野菜の入ったみそ汁をだされたら、食べたがらない可能性が高いのです。しかし、そのようなみそ汁でも、何でもなく食べるお子さんもいるでしょうが、それは例外と言っていいでしょう。

ただ私は、そういうみそ汁を食卓にだして、お子さんをみそ汁嫌いにしてしまったお母さんがいたとしても責める気にはなれません。原因の一つに、料理の本の影響があるからです。

私自身も何冊かの料理の本を書いていますが、その中では、みそ汁を紹介する際、具が見えるように撮影しています。たとえば、十種類のみそ汁を紹介する際、具が少ないと、汁しか見えなくなってしまい、全部、茶色の水の入ったお椀が並ぶだけになってしまうことになります。そのため、具が何かわかるようにたくさん入れて作ります。仕方ないことですが、それらを見た人たちが、みそ汁はたくさん具を入れたほうがいいのだと思ってしまう可能性があるかもしれません。レシピを提案する側にも責任があります。

しかし、最大の原因は、子どもに野菜を食べさせたいという親心にあるのではないかと思います。「野菜を食べてくれないから、野菜ジュースを飲ませている」という話もよく聞きます。あるいは、毎朝、砂糖がたっぷり入ったホットケーキを食べさせている人もいると言います。「野菜入りホットケーキ」なのだそうです。それが野菜料理なのか？　と疑問に思いますが、それも仕方ないのかもしれません。これまで述べてきたように、多くの人が、「子どもにはきちんと野菜を食べさせなければならない」、「野菜を食べさせないと、子どもが病気になってしまうぞ」とお母さんたちを脅かしてきました。ところが、ほとんどの子どもは、野菜を好みません。幼児期であればあるほど、そうなります。そのため、子どもたちは、「偏食」という烙印を押され、子どもにきちんと野菜を食べさせられない母親は自分を責めることになっています。若いお母さんにとって、子どもの食事作りが大変だというのも理解できます。

ここで冷静に考えてみてください。たとえば、小学校の一年生から六年生、そして職員室にいる教員。さて、誰がいちばん、給食でだされた野菜を残すでしょうか。一年生に決まっています。保育園児に同じものを食べさせたら、もっと残すでしょう。一番残さないのは、六年生、いや職員室の教員でしょう。このような調査をすれば、五年前も、十年前、百年前も同じ結果になります。これから百年後も同じです。それほどはっきりしていることで、幼児期であればあるほど、好き嫌いが多いものなのです。

なぜ子どもが野菜を食べないのか、それを真剣に考えないで、多くの人たちが一生懸命に野菜を食べさせる工夫を提案しています。まさにみんなでボタンをかけちがえているのです。洋服の一番上のボタンをかけちがえれば、ずーっと下までずれてしまいます。今はそのような状態なのです。

食生活のよしあしは「便《たよ》り」でわかる

好き嫌いの多いお子さんですが、果たして本当にそれが問題なのでしょうか。問題があるかどうかは、便りでわかります。文字通り、食生活の結果は「便」にでます。

子どもはからだに見合わないほど立派な便をします。便秘がないどころか、トイレが待てないくらいスムーズにでます。子どもの後にトイレに入っても、大か小かわからないくらいにおいもありません。大人でも、比較的良い食生活をしている人は子どもと同じでバナナ状の立派な便をします。そのような便は色も薄く水に浮きます。においもあまりありません。お尻が汚れないので、トイレットペーパーもほとんど使いません。私も、自分の子どもが小さかったころ、お尻をふいてあげたことがありますが、紙に点がつく程度しか汚れませんでした。

あまり良くない食生活をしている人は便通が毎日ありません。ひどくなると週に一回などという人もいます。便りがないのは元気な証拠ではなく、ひどい食生活の証明です。そのような便は褐色から黒に近い色をしています。お尻も汚れるので、トイレットペーパーもたくさん必要になります。当然ですが、自分でも嫌になるほどにおいも強烈なはずです。そのような人の口癖は「ウンが悪い」です。

子どもがパンツにおもらしをしてしまったときの便は、にくらしいほど立派です。ベターッと張り付いていますが、意外とパンツは汚れていないものです。ひかえめな小さな便ということはありません。これは当然のことなのです。便の重みが直腸を引っ張ることでトイレに行きたいという「便意」が起きます。大きくて重い便があると、強烈に引っ張るためトイレが待てないのです。逆に、便秘の人はウサギの親戚のような便。コロコロしています。小さくて軽いから便意が起きにくいのです。

先にも述べましたが、多くの栄養学者は、野菜を食べないと食物繊維が不足して便秘になりやすいと言います。しかし、現実はどうでしょうか。これまで述べてきたように、野菜を好む子どもはほとんどいません。その子どもたちは、立派な便をします。逆に、好き嫌いなく、肉も魚も野菜も何でも食べている、お母さんやお父さんはどうでしょうか。毎朝、トイレで「うーん」といきみ、トイレットペーパーを山ほど使っているのではないでしょうか。少なくとも、子どもに負けないような立派な便をしている人は少ないと思います。からだは、子どもよりはるかに大きいのに、便は子どもより小さい。おかしいとは思いませんか。

なぜ、子どもは野菜に好き嫌いがあるのでしょうか。それはきちんとした理由があるからなのです。それを理解するには、これまでの常識を見直す必要があります。そうすれば、明日からの食生活はグーンと楽になるはずです。

Q 三歳と五歳の子どもたちは、食事のときに、どんなに言ってもよく噛んで食べてくれません。ガミガミと叱るより、食事を楽しむことが大切とは思うのですが、ほとんど丸呑みに近い食べ方を見ていると心配になります。親がしっかりしつけてあげるのも大事かなと思うのですが、どうなのでしょうか。

A **咀嚼《そしゃく》することは大切ですが、それより大切なことは、咀嚼せざるを得ないような食事を作ることです。**

まともな食事をしていれば、ある程度は噛みます。それで充分。叱るなんてとんでもないことです。噛める内容の食事にすれば、黙っていても噛んでいます。そういう意味でも献立は、ごはん中心の和食が良いのです。

しかし和食でも、実際にはきちんと咀嚼している子どもはほとんどいません。だから、ガミガミと叱るより、楽しく食事をすることです。いくら正しいことでもガミガミ言われたら、誰だって消化液が出なくなり、消化不充分になるものです。ですから、食事のときは楽しい雰囲気を心がけてほしいと思います。

それから、咀嚼を意識しすぎて会話をしなくなる人がいますが、それも勘違いです。たとえば、誰々ちゃんがどうしたなど、どんなことでもよいから、ワイワイ言いながら食べるほうがよっぽど自然です。みんなで沈黙して食べるなんて、それは食事ではありません。それは餌です。楽しく食べることが、何よりも食事を美味しくしてくれるのです。

第二章 野菜だけは子どもの好みに任せなさい

子どもが嫌う野菜は食べさせなくてよい

子どもの嫌う野菜のトップは、断然ピーマンです。たぶん、ここ十年以上変わらないのではないでしょうか。次ページの表は平成二十年四月〜六月に、カゴメ株式会社が全国の幼児（三歳〜七歳）、三千八百六十三人から回答を得たものです。やはり、ピーマンは不

子どもの「好きな野菜」「嫌いな野菜」

	好き	嫌い
1	さつまいも	ピーマン
2	えだまめ	水菜
3	じゃがいも	なす
4	とうもろこし	オクラ
5	トマト	ねぎ
6	にんじん	ニラ
7	きゅうり	アスパラガス
8	ブロッコリー	しいたけ
9	かぼちゃ	ごぼう
10	だいこん	たけのこ

子どもの野菜摂取に関する調査報告書(カゴメ株式会社、平成二十年八月)より

動の位置にあります。

したがって、保育園や幼稚園で講演会をすると、「子どもがピーマンを食べてくれません。どうしたら食べてくれるでしょうか?」という質問がトップになります。実際に、悩んでいる方も多いことでしょう。

しかし、お子さんが嫌いなのはピーマンだけなのでしょうか。よく考えてみてください。クレソンやパセリ、ねぎ、わさび、にら、のびる、山うどなども好まないのではないでしょうか。ピーマンは食卓に上る回数が多いから質問のトップになっているだけなのです。毎日のように、子どもにクレソンを食べさせようとする母親がいたら、ピーマンよりもクレソンがトップになるだけの話なのです。特別に、ピーマンだけが嫌われているわけではありません。

ここで一つ質問です。なぜ、お子さんにクレソンやねぎ、パセリ、山うどを食べさせないのでしょうか。みょうがも食べさせないでしょう。「三歳の子どもがゴーヤ（にがうり）を食べてくれません。どうしたらいいでしょうか」という質問を受けたことはありません。食べさせようとする人が少ないから、ピーマンのように悩んでいる人が多くないのです。今、何を考えましたか?「だって、クレソンやパセリ、ニガウリは……」、たぶん、ほとんどの方が同じことを考えたと思います。「だって、子どもが食べてくれないでしょう」。そうです、料理をする前から、食べてくれないからださないと決めているわけです。

だとしたら、どうしてピーマンだけは、食べさせる努力をしなければならないのでしょか。不思議な話だと思いませんか。

お子さんたちが食べないものは、ださない。ということは、子どもの好み、意思を尊重しているということです。実は、それが正解なのです。どんな野菜を食べさせればいいのか、そんなことは子どもの好みに任せればいいのです。それに逆らって、嫌がるものを無理矢理、食べさせようとするから食事の支度が大変になっているだけなのです。

それでは、同じ野菜ばかり食べることになってしまうのではないか、と考えるかもしれませんが、同じ野菜が続いて何が問題なのでしょうか。じゃがいもやキャベツばかり食べて、病気になってしまった子どもの話など聞いたことがありません。それは、好き嫌いがあっても何の問題もないということなのです。大人になっても野菜に好き嫌いがある人は少なくありません。そのような人は、子どものころから好まなかったはずです。一体、何十年、野菜の好き嫌いが続くのでしょうか。長い目で見たとき、それは良いことではないのかも知れませんが、少なくとも何十年と続けていても、大きな病気にはなっていないから、今生きているのです。そんなものなのです。

子どもは緑色の食べ物が危険だということを知っている

私たちが食事をする際、最も重視しなければならないのは食品の安全性です。食べるという行為は、考えてみれば、非常に危険な行為だと思いませんか。腐敗していたり、毒の入った食べ物でも、それに触れたくらいで死ぬことはありません。ふぐの毒だって、たぶん、触っただけなら何の問題もないのです。でも、口に入れて、胃袋に入ってしまったら死んでしまうこともあります。

もし、スーパーマーケットで、毒キノコや毒の入ったふぐが販売されたら、大変な数の犠牲者がでます。私たちは、「スーパーで販売されているものに、毒キノコが入っているわけはない」、「毒が入ったふぐなど販売されていない」と勝手に決めていますが、一昨年だったでしょうか、東北のある県の料理屋さんで、ふぐの毒が原因の事故が起きています。ふぐにあたった人たちも、「料理屋さんのふぐに毒などあるわけはない」と食べてしまったのでしょう。

実は、食品を購入する際、私たちは、かなりの部分、製造年月日、賞味期限などの「情報」で安全性の確認をしているのです。

では、幼児はどうしているのでしょうか。賞味期限など見ているわけがありません。

文字の読めない子どもは「感」を働かせているのです。「五感」という言葉がありますが、五感というのは、視覚（見る）、聴覚（聞く）、触覚（触る）、味覚（味わう）、嗅覚（においを嗅《か》ぐ）のことです。最近は研究がすすんで、もっといろいろな感覚があることがわかっているようです。

その中でも、食べる際には、視覚、嗅覚、味覚を働かせていく。私たち大人だって、子どもほどではありませんが、それらで食べ物を判断していることが少なくありません。たとえば、カビの生えたまんじゅうは食べません。「目」で、カビが生えていることを確認して、食べるのをやめます。カビが小さくて、目で確認できなかったら口のところまで持ってきてしまいますが、「鼻」が、「臭いからやめておけ」と教えてくれます。もっとカビが小さかったら、口に入れてしまうでしょう。でも、飲み込む前に、「舌」が、「変な味がするぞ、吐き出せ」と教えてくれるはずです。私たち大人でも、結構、「感」に頼っていることが少なくありません。

子どもは、どんな野菜を食べたらいいのかを、たぶん、最初に「目」で判断しています。三九ページの〈子どもの「好きな野菜」「嫌いな野菜」〉の表をよく見てみてください。ある特徴が見られると思いませんか。ピーマン、水菜、オクラ、ねぎ、ニラ、アスパラガス。この〈表〉にはありませんが、にがうり、セロリ、こごみ、小松菜、わらびなども好まないでしょう。そうです、「緑色」の野菜を好まない子どもが多いのです。ひとまとめで言えば、緑黄色野菜を好みません。なぜなのでしょうか。

緑色のバナナをもらったら、すぐに食べますか？　黄色くなるのを待つでしょう。イチゴ、さくらんぼ、トマト、桃だって緑色のものは食べません。米や麦、ぎんなんなども緑色のうちに収穫する人はいません。黄金色や黄色くなって初めて食べられるようになるからです。多くの植物は、緑色のものは食べられないことが多く、食べられないだけならまだいいのですが、食べるとお腹をこわすことにもなりかねません。たいがいの植物は赤や黄色になったら、食べごろになるのです。

逆に子どもの好きな、さつまいも、じゃがいも、とうもろこし、トマト、にんじん、かぼちゃ、大根は何色でしょうか。見事に、赤色、黄色、白色です。

実は、緑色の植物は食べないほうが無難なことが多いのですが、子どもにはそれがわかっているのです。どうしてわかるのか？　私にはわかりませんが、先祖が緑色の植物を食べて、危険な目にあったことがＤＮＡに書かれているのではないでしょうか。

私たち大人も、夕方、歩いていると見えてくる赤提灯がやさしく感じられるのも同じことなのでしょう。赤い提灯を見ただけで、サイフの心配がなくなります。逆に、緑色や紫色の扉の店は、怪しい感じがしてなりません。

アルコールの嫌いな人にとっては、こんな話は酔っ払いが都合のいいことばかり考えているだけと思うのかもしれませんが、決してそうではありません。緑のウインナーソーセージや、緑色の明太子を見たら、買う気が起きるでしょうか?「不気味」で手がでないのではないでしょうか。子どもが、紫色のなすを好まないのも同じなのです。

子どもの健康を考えて、無着色のたらこを購入しても、子どもは、真っ赤に着色されたたらこのほうが好みなのです。回転寿司、いや別に回転していなくてもいいのですが、寿司屋さんに行ったら、たいがい、子どもは赤いイクラ、エビ、マグロなどを選ぶことが多いはずです。我が家の子どもが小さかったころ、エビばかり食べていたことを思い出します。

子どもに食べさせたいお菓子やジュース類の箱やパッケージは、圧倒的に赤や黄色のものが多いですね。「ブルーダイヤ」という洗剤がありますが、子どもが口にしてほしくない、洗剤やタバコなどでは、まさに、緑や青、紫などのパッケージが多いのです。それらのメーカーにとっては、商品の箱をそういった色にするのが常識なのでしょう。

子どもは色とにおいで食べ物の安全性を確認

私たちが子どものころ、嫌いな野菜といえばにんじんが筆頭でした。学校の給食の時間でも、先生は「にんじんはきちんと食べたか。残しちゃダメだぞ」と始終言っていたものです。そういえば、ピーマンは言われた記憶があまりありません。私たちが子どものころは、にんじんで責められ、今の子どもたちはピーマンで責められています。

にんじんは赤い色なのに、どうして嫌われたのでしょうか。臭かったからだと思います。えっ？　にんじんってそんなに臭いだろうかと思う方もいるかもしれません。そう考えたのであれば、あなたは若いのです。私が子どものころに食べたにんじんは、においが強かったのです。大人でも「線香くさい」などと言っていた人がいたことを思い出します。線香くさかったかどうか、私の記憶はさだかではありませんが、においがいやだったことは覚えています。今のにんじんとはちがっていたのです。今、私たちが食べているにんじんは、ほとんどが西洋にんじんと呼ばれるものです。三寸、五寸などという種類がありますが、甘味があり、においもそれほどきつくありません。だから、今や、子どもが好きな野菜となったのでしょう。

「鼻が利く」という言葉があります。「あいつは鼻が利くからな」という場合、どちらかと言えば、何をしたらお金がもうかるか、においをかぎわけるのがうまい、といった意味で使われることが多いように思いますが、私たちは、食事の際でも、かなり鼻を利かせているのです。

タバコの嫌いな人は、タバコを自分で吸ってから嫌いになったわけではないでしょう。たぶん、他人の吸っているタバコの煙のにおいがいやで、嫌いになっている場合が多いのではないでしょうか。

焼酎の嫌いな人も、飲んでから嫌いになったのではなく、口に入れる前に、においで嫌悪感をもってしまった人が多いと思います。クサヤやフナ寿司なども同じだと思います。嫌いな人はそれらを口にすることなく、嫌悪感を持ってしまうのです。

本当の話かどうか、やや怪しいのですが、飢餓で苦しむアフリカの人たちに、日本の素晴らしい伝統食、納豆を援助したことがあるという話を聞いたことがあります。ご想像通り、アフリカの人たちは、食べなかったというのです。これもまた、口にする手前、においだけで拒否されたのでしょう。本当の話なら、現地の人にははなはだ迷惑なことだったと思います。アフリカの人たちは「腐った大豆が送られてきた」と怒ったかもしれません。

日本人でも、納豆を好まない人もいます、同じようにあのにおいがダメなのでしょう。

外国人が嫌うものの筆頭にたくあんがありますが、これもにおいを受け付けないようです。

先に述べたように、果物の食べごろ（旬）を私たちはたいがい色で判断しています。でも、もう一つ、香りで判断していることも多いのです。果物は、食べごろ（旬）になると、良い香りがしてきます。まさに、色香漂うことによって、安全性を確認していることが少なくありません。

「食わず嫌い」だから安全

野菜も同じことなのです。子どもが好む、さつまいも、枝豆、とうもろこし、じゃがいもは、強烈なにおいがありません。トマトなども、昔は「青臭い」と嫌う人が結構いたものです。最近のものはそれほどにおいが強くなくなっているので、好む子どもが増えたのでしょう。それに比べて、ピーマン、ねぎ、ニラ、あるいは、みょうが、セロリ、パセリ、らっきょう、クレソン、わさび、にんにく、しそ、のびるなど、子どもの嫌う野菜は、においが強いものが多いのです。同じ緑色でも、きゅうりやキャベツ、レタスなどは、それほど香りが強くないから、好き嫌いが少ないのです。

ガス会社の人に聞くと、家庭用のガスは本来、無色、無臭なのだそうです。しかし、それではガス漏れが起きても、気づかない可能性があります。そのため、玉ねぎの腐ったようなにおいをつけているのだそうです。ガス漏れを気づかせるためなのです。本当なら、色もつけたほうがいいのでしょう。たとえば、濃い緑色などいいかもしれません。でも、カーテンなどが染まってしまう可能性があるのかもしれませんし、色では寝ているときには気づかないかもしれません。

先に述べたように、カビの生えたまんじゅうは、「目」、「鼻」、「口（舌）」で、危険性を察知して食べません。でも、カビだからいいのですが、毒まんじゅうだったら、口（舌）で気づいたときには、手遅れになってしまうこともあります。

子どもが、焼酎や日本酒を飲んでしまってからでは、まずいことにもなりかねませんが、でも、大丈夫、子どもにはくさくて飲めません。よく知りませんが、ふぐの毒には、あまりくさいにおいがないのではないでしょうか。もし、強烈なにおいがあったら、鼻が「やめろ」と教えてくれるはずです。そうだったら、食中毒も起きないでしょう。

また毎年のように、毒キノコによる食中毒事故が起きています。毒キノコに触っても、何でもないかもしれませんが、食べてしまうと大変なことになります。

食中毒を引き起こすキノコは、圧倒的に、ツキヨタケ、クサウラベニタケ、カキシメジなのだそうです。どんなキノコなのか、写真で見るとなるほどと思います。それぞれ、カサが茶色で毒々しい色はしていません。形もとりたてて変わっていません。たぶん、においも強烈ではないのでしょう。だから、食用キノコの中にまぎれこんでいても、気づかずに食べてしまうことがあるのだと思います。

カエンタケという毒キノコがあります。わずかな量を食べるだけで、十分程度で下痢やめまい、手足のしびれなどの症状がでて、腎不全や呼吸器不全などで死亡することもあると言います。中毒後、回復しても言語障害や運動障害などの後遺症が残るほど強烈なものです。ただし、火炎茸とも書くように、唐辛子に似て真っ赤な色をしています。どのように考えても、食べられそうな感じがしません。そのため、中毒事故は極めて稀《まれ》です。「毒キノコ、口に入れてからでは遅すぎる」ということもありますから、食わずに判断するほうが賢明なのです。

お母さん方から「まったくこの子は食わず嫌いなんだから」、「食べてみなさい。美味しいのよ」という言葉を耳にすることがありますが、まさに、「毒きのこ、食べてからでは遅すぎる」のであって、食わずに、判断したほうが、安全です。だから、子どもは「食わずに」判断しているのです。たとえば、タバコの嫌いなお母さんも、吸わずに目と鼻で、判断しているのではないでしょうか。

「食わず嫌い」は良いことなのです。そして、子どもが〝食わず〟〝嫌い〟なものには、たいがい理由があります。私たち大人は何度もピーマンを食べているので、それほど臭さを感じることはありません。しかし、子どもは、ピーマンの香りにさえ鼻を利かせているのです。

口は最後の砦《とりで》

子どもたちは、その食べ物に危険性がないか、最後は口（舌）で確認しています。危険な食べ物は、飲み込む前に吐き出すようにしているのです。

時々、人間の感覚はすごいものだと感心することがあります。よほど、慌てていなければ、お茶やコーヒーを飲んで、やけどすることはありません。フーフーと吹きながら温度を下げてから飲んでいます。でも、その際、ぬるくなるほど、フーフーと吹き続けることはありません。ちょうどいい温度で飲んでいます。吹きながらくちびるで温度を測っているのでしょうか。あるいは、カップを持つ手で測っているのかもしれません。湯気も見ているでしょう。いろいろな情報を整理して、脳が判断しているのだと思います。このような温度感覚が私たちには備わっているのです。

また、子どもは、一般にさつまいもは好みますが、さといもは好みません。その理由は、さといもに粘りがあるからかもしれません。一般に、多くの子どもは、口に入れたときに粘るものを嫌がっている気がします。食べ物が腐敗すると、ぬるぬるとねばり糸を引くことが少なくありません。子どもはぬるぬる、ねばねばの食べ物は、やめておいたほうが無難だとわかっているのでしょう。なめこやジュンサイ、もずくを好む子どもは多くないように思います。

最近、ぬれせんべいというものを見かけることがあります。かむと、くちゃくちゃというのでしょうか、とりあえず、せんべい特有のバリバリという音はしません。「しけてるぞ」、「もしかしたら悪くなってるかもしれないぞ」と教えてくれているような気がして、私はあまり好きにはなれません。いや、そんなに複雑な話ではなく、単に自分の中で、せんべいとはバリバリと食べるものだと、決めつけているから違和感があるだけかもしれません。

いずれにしても、口は最後の砦です。ここで、食べて良いもの、悪いものを判断しないと危険なことになります。したがって、私たちは食べるときに意識はしていませんが、さまざまなことを感じています。現在、私たちが理解できるものはわずかですが、将来、ものすごく複雑なことをうまく判断しているという事実が判明するような気がしてなりません。

私は、ビールをこよなく愛していますが、ものすごく美味しく感じるときと、まずく感じるときがあります。当然ですが、真夏に汗をかいたとき、あるいは風呂上がりの一杯は最高の美味しさです。汗をかいて、からだの水分が少なくなると、ビールによってそれが補給されるから美味しく感じるのでしょう。あまり美味しく感じないのは、からだを動かさずに冷房がビンビンにきいた部屋にいたときです。

また、ビールを飲むとき、塩辛いものを食べないと、あまり量が飲めなくなります。少しでも、塩辛いものを口に入れると、再び、ビールが美味しくなります。ビールを飲みすぎると、体内のカリウムが多くなるのですが、カリウムが多くなりすぎるのは良いことではありません。そのバランスをとるために、ナトリウムの多い、塩辛いものを欲するのです。単なる個人的な好みですが、ビールに柿の種は最高の相性だと思っています。スイカに塩を振ると、美味しく感じるのも同じこと。生理的な欲求といえるかも知れません。

何かを食べて美味しく感じる、まずく感じるというのは、意外と意味のある場合が多いようです。

もちろん、美味しさというのは非常に複雑です。とくに、大人の場合は、やっかいです。どんな料理を食べたかよりも、誰と食べたかで味が変わってしまうことがあります。恋人との別れ話で食べた料理が美味しかった、という人はまずいないでしょう。駅の立ち食いそばが大好きだという人がいますが、たぶん、食べるときは、立ったままでも食べたいほど空腹なのでしょう。空腹でないときにはたぶん立ち食いそばは食べていないように思います。

紙コップに入れられた最高級のブルーマウンテン・コーヒーと、立派な器に入れられた安物のコーヒーを出されたら、どちらを美味しいと感じますか？　それより何より、味の見分けがつきますか？　コーヒー通ならわかるのでしょうが、私には自信がありません。器にだまされてしまう可能性が高いのです。大人には「初恋の味」、「やさしい味」などという意味不明の言葉もあります。初恋の味は、甘酸《あまず》っぱかった人もいるでしょうし、ほろ苦かった人もいるでしょう。

子どもの場合も、いつも見慣れた母親が作ってくれた料理と、見ず知らずの人が作ってくれた料理とでは、美味しさもちがってくるかもしれません。ただ、子どもの場合は、私たちほどには、いろいろな要素で美味しさが左右されることは少ないでしょう。「味」は身を守るための、水先案内人と言われます。味覚によって、食べ物の安全性を判断していることが多いのです。

苦手な食べ物は食べさせなくていい

子どもには、たくさんの苦手な食べ物があります。苦手というくらいですから（!?）、とくに苦いものを嫌います。赤ちゃんが嫌うのは当然として、すでに胎児のころから苦いものを嫌うことがわかっています。どうして、そんなに苦いものを嫌がるのでしょうか。苦い食べ物は、毒を含んだものが多いからなのです。たとえば、植物には、アルカロイドと呼ばれる物質が含まれていることが多く、アルカロイドは、「動物から身を守るために働く物質」と呼ばれています。

たとえば、未成熟の緑色のトマトには微量のアルカロイドが含まれています。ところが、真っ赤に熟すと、ほとんどなくなります。まだ、種が子孫を残せる状態まで育っていない段階で動物に食べられたくない。そこで、毒で食べられることを防いでいるということなのです。種が発芽できる状態になったら、食べてもいいですよ、と毒がなくなり、苦味が減り、甘くなってきます。多くの植物が、未成熟のときは、苦かったり、渋かったりするのはそのためのようです。うまくできているものだと思います。

春先、水仙をニラとまちがえて食べて、食中毒を起こしたというニュースを聞くことがあります。水仙には、リコリン、タゼチンというアルカロイドが含まれています。そのため、誤って食べると頭痛や嘔吐、下痢を起こします。あるいは、じゃがいもの芽や陽に当たって緑色に変色した部分を食べて、食中毒を起こすことがあります。やはり、そこにはソラニンというアルカロイドが含まれています。実際に私は、きちんと皮をむかなかったために緑色に変色した部分を食べてしまったことがありますが、かなり苦いものです。とても飲み込めるものではありませんでした。

アルカロイドにはその他、タバコに含まれるニコチン、コーヒーやお茶に含まれるカフェイン、チョコレートのテオブロミン、あるいはケシのモルヒネ、コカのコカインなどがあります。モルヒネやコカインはなめたことがないのでわかりませんが、やはり苦いということです。チョコレートやコーヒーが苦いのはアルカロイドを含んでいるからです。

「良薬は口に苦し」という言葉がありますが、かつて、多くの薬がアルカロイドを含んでいたために苦かったのです。したがって、子どもが苦いものを好まないのは、賢明な選択なのです。

ピーマンは大人の食べ物

子どもは、緑茶も好みません。お茶もアルカロイドを含んでいるからです。調べてみると、同じお茶でも、緑色の濃い、抹茶や玉露に多く含まれ、茶色のウーロン茶、ほうじ茶、番茶になると少なくなります。〝茶色〟という色を指す言葉は、お茶の色に近いから、使っているわけで、お茶は、文字通り茶色なのです。緑色のお茶は、未成熟の緑色の果物と同じようなものだと考えるべきなのです。苦味や渋味を楽しむコーヒーと同じで、大人の飲み物なのです。子どもは、わずかのアルカロイドでもわかるから緑茶は飲まないのです。でも、苦味の少なくなった、ほうじ茶や番茶は飲みます。偉いものです。

ピーマンにも、わずかですが苦味があります。それも、アルカロイドの苦味です。もちろん、毒だと言ってもピーマンを食べて倒れた人など聞いたことがありませんから、本当に微量なのでしょう。だから、私たち大人は、平気で食べているわけです。これもお茶と同じで、子どもは敏感なのでわかるのです。

私たちが食べ物を食べて味を感じる器官は、舌や口腔内にある味蕾《みらい》です。味蕾が情報をキャッチして脳に伝えています。この味蕾の数が、赤ちゃんのころは約一万二千個あるのですが、大人になると六千個から九千個に減ると言います。赤ちゃんは私たちよりもはるかに敏感なのです。小児の薬に、糖衣錠やシロップが多いのも、単に服用しやすいだけではなく、苦味に耐えられないからなのです。

ですから、子どもにとってピーマンは、とてつもなく苦いものだと思います。なにしろ、ベーッと口からだすこともあるのですから、ありうることです。緑茶も、私たちが想像するよりも苦いと感じているかもしれません。私自身、子どものころ、コーヒーをなめてみたことがありますが、やはり、ものすごく苦かったことを覚えています。

先にも述べたように、緑色のバナナや緑色のいちご、トマトを食べることはありません。緑色のバナナは美味しくありません。もしかしたら、美味しくないだけではなく、お腹をこわすこともあるかもしれません。

ピーマンも同じことなのです。ピーマンは野菜の一種なので、そのことにどうしても気づかないのでしょう。最近、スーパーに行くと、「赤ピーマン」というものを見ることが多くなっていますが、少し前までは、業務用が多く、スーパーではあまり見かけませんでした。あれは、緑色のピーマンが完熟して赤くなったもので、やや、甘味があります。まさに、バナナやみかんと同じ話なのです。バナナもみかんも赤や黄色になって、甘くなるわけです。

子どもに、緑色のピーマンを食べさせるということは、まさに、緑色のバナナやトマト、いちごを食べさせるのと同じことなのです。子どもたちが、ピーマンを嫌がるのは当然ではないでしょうか。

ピーマンは、同じ緑色でも濃いのが特徴です。それだけでも、子どもは違和感をもってしまう可能性があります。それにもまして、特有の香りと苦味があります。どのように考えても、子どもに好まれる要素が見当たりません。当分、子どもの嫌いな野菜のトップの座を守ることになるでしょう。それは、ピーマンに問題があるわけではありません。素晴らしい野菜です。でも、それは苦味のわかる、大人にとっての話です。もちろん、三歳からピーマンを好むお子さんもいるかもしれません。それはそれで、悪いことではありません。ただ、嫌がるものを無理して食べさせる必要はありません。ましてや、ドーナツに入れたり、甘いジュースに入れたりして、だましてまで食べさせるなどというのはとんでもないまちがいなのです。

子どもにいろいろな味を覚えさせる必要はない

時々、「小さいうちからいろいろな味を覚えさせておかないと、将来、好き嫌いが多くなる」などと言う人がいます。その理屈で言ったら、ピーマンだけではなく、ゴーヤ（にがうり）やクレソン、パセリ、みょうが、わさびや辛子なども、早めに食べさせておいたほうが良いということになります。そんなことをしたら、お母さんは毎日が子どもとの戦いになってしまいます。実際に、ピーマンだけではなく、いろいろな野菜を食べさせようという風潮が世の中にでてきてから、お母さん方は、子どもの食事作りに苦労するようになってしまったのです。子どもにとっても、楽しいはずの食事が、苦痛になってしまっていることも少なくありません。

考えてもみてください。三歳でピーマンを喜んで食べる子どもは、ほとんどいないと思いますが、三十歳でピーマンが食べられない大人はどのくらいいるでしょうか。わずかな人だけでしょう。みんな、いつの間にか食べられるようになっているということです。早く覚えさせなくても、そのうち食べるようになります。

私は、子どものころから、コーヒーやビール、焼酎を飲んでいたわけではありません。いつの間にか、覚えてしまいました。こういうものは、できる限り遅く覚えたほうがいいのです。わさびや辛子も、早目に教えようと思っているお母さんはいないでしょう。パセリやクレソン、みょうがだって、いつか食べるようになると思っているはずです。なぜピーマンだけは、挑戦しなければならないのでしょうか。

水が飲めない子どもはいないでしょう。麦茶の飲めない子どももほとんどいません。コーヒーを飲める子どもはめったにいません。ビールや焼酎が飲める子どもは一人もいません。飲み物の選択を見ても、子どもたちはまちがっていないのです。

また、保健所や保育園などの指導で、「手づかみ食べ」で苦労しているお母さん方の話も耳にすることがあります。離乳食の際に、なるべく子どもに手で食べ物をつかませるようにわざわざ指導しているというのです。まだ、幼児ですから、そんなことをすれば食べ物を散らかすことが多くなります。それで、へとへとになってしまっているお母さんもいると聞きます。それを指導している保健所の栄養士は、子どもの回りに新聞やレジャーシートなどを敷くことをすすめています。母親の中には、「子どもを風呂に入れるのと同じくらい苦労している」と言う人もいます。離乳食など、普通に母親が食べさせてあげればよいのに、なぜ、そんなことがすすめられているのでしょうか。栄養士の書いたものを見ると「目で見て、手でつかんで、口に運ぶという行動は、目と手と口の協調運動です。食べ物と口までの距離がわかり、指先で食べ物の硬さや温度を知り、力を加減するなど、手づかみ食べで学ぶことは多い」というのです。

バカバカしいにもほどがあります。私などが子どものころには、そんな指導は行われていませんでした。しかし、幼児期にそんなことをしないでも、私は三本の指で食べ物をきちんとつかんでいます。食べ物と口までの距離感もわかります。二十歳、三十歳になって、食べ物をにぎりつぶしてしまう人などどこにいるのでしょうか。まったくよけいなお世話です。いや、単なる母親イジメでしかありません。

ごはんは散らかるとそうじが大変なので、できる限りパンやホットケーキを食べさせるようにしたという方もいます。

まさに、ピーマンと同じ話です。「早く覚えさせないと」ということなのでしょう。まちがっても、こんなバカバカしいことはやらないでください。

子どもを無視した「五味五色」指導はまちがい

保健所の栄養行政は何のためにあるのか、非常に疑問を感じることがあります。若いお母さん方を苦しめるために仕事をしているのではないかと思うことさえあります。それにもまして、最近は民間資格の指導者が次々に誕生して、母親を苦しめる例も増えています。「食育基本法」が制定されてから、「食育マイスター」、「食育アドバイザー」、「和食マイスター」など、よくわからない資格をもった人が山のように登場しているのです。

彼らが説くものの一つに「五味五色のすすめ」があります。あるいは、「五味五色法」と表現する場合もあるようです。食事をする際には、「五味」——甘い、塩辛い、酸っぱい、苦い、辛い味がそろうようにしましょうと言います。「五色」というのは、白、黒、黄、赤、青（緑）色のものをそろえることでバランスのとれた食生活になる、わかりやすい方法だということのようです。元々は、中国に古くから伝わる、陰陽五行説の理論から生まれたものだと言われています。

これらを説く指導者の中には、子どもの食事を作る際にも意識することをすすめる人がいます。彼らは「中国四千年の知恵」、「陰陽五行説」という言葉の魅力に引かれ、深く食生活など考えたことがない人なのでしょう。厳しい言い方をすれば、単なるムードで指導しているとしか考えられません。

これまで述べてきたように、子どもに「五味」を食べさせようとすれば例外なく、苦い、辛い、酸っぱい味のものを食べさせるのに苦労します。とくに、苦いものを食べさせようとしたらまちがいなく、お母さんはノイローゼになります。「五色」では、青（緑）色、あるいは黒色でも苦労するでしょう。むしろ、子どもは「緑色のものは大人になってから食べればいいでしょう」と色によって判断しているのですから、これを実行しようとしたら、ますますお母さんは、ノイローゼの症状が悪化するでしょう。

最近は、深く考えもせずに、ムード、流行などで、無責任な情報を垂れ流す人たちや団体も増えています。私たちは冷静な目を持つ必要があります。

ジジババが孫に与えるお菓子の問題解決は難しい

子どもが嫌うものには、子どもが食べなくても良い理由があります。無理して食べさせる必要はありません。それを無視して、食べさせようとするから苦労するのです。もっと、お子さんを信じてあげてほしいと思います。

ただし、何でも子どもの好むものを食べさせるのがいいか、となると、それは違います。そんな簡単な話ではありません。

講演会などで、「おじいちゃん、おばあちゃんが子どもにお菓子やジュースばかり与えて困っています」という質問はかなり多くあります。しかも、ほとんどが「いくら言っても聞いてくれないのです。どう説明したらいいでしょうか」、という質問です。また、おじいちゃん、おばあちゃんに「そんなにお菓子やジュースに神経質にならなくてもいいじゃないか」と逆にたしなめられることもあり、激論になることがあるとも聞きます。そのおじいちゃん、おばあちゃん方の気持ちもわかります。我が家もご多分にもれず同じでした。食生活に関することを仕事にしている人間なのだから、それくらい説得できるだろう、と考えるかもしれませんが、そんな簡単なことではないのです。

なぜなら、祖父母たちは、自分が親だったころ、子どもに嫌いなものを食べさせることはしなかったし、子どもが望むまま、子どもの好むものを食べさせてきました。それでも、子どもを虫歯にもしなかったし、アトピー性皮膚炎や肥満にもしませんでした。もちろん、例外はあるでしょうが、ほとんどがそうだったのです。したがって、子どもの食べるものについては神経質に考えなくてもだいじょうぶだという自信があるのです。これは祖父母たちの実体験に基づくものですから、そう簡単にゆらぐことはありません。説明しようとすればするほど、もめることになるでしょう。

ここで言う、祖父母というのは、私が生まれたころ——昭和三十年ごろまでに子育てをしてきた人たちのことです。地方によって若干ちがうと思いますが、せいぜい昭和四十年ごろまでに子育てが終わった人たちのことを指しています。わずか半世紀前のことですが、そのころまでは、子どもの好みに任せておけば良かったのです。好みに任せておけば、子どもはきちんと選択して食べていたのです。

極めてわかりやすく言えば、放っておいてもファストフードやスナック菓子、清涼飲料水など周りにほとんどなかったのです。あったとしても、経済的にめったに食べられるものではありませんでした。私は、昭和二十八年生まれですから、子どものころ、ファストフードの店などないことは当然として、ケーキや甘いお菓子もめったに食べられるものではありませんでした。スナック菓子など販売されていませんでした。そのような時代に子育てをしてきたジジババは、砂糖や油脂類のとりすぎなど心配しなくてすんだのです。子どもに何を食べさせるかなど選択のしようもありませんでした。

飽食の時代になり、現代は子どもに何を食べさせればいいのか、親が選択しなければならないようになっています。子どもに好きなものを、好きなだけ食べさせればいい時代ではなくなってしまいました。

しかし、それを祖父母に説明することは簡単なことではありません。あまりにも、食生活事情が変わってしまったのです。

Q 幼稚園児と三歳の子が、二人とも酢の物を食べません。お酢はからだにいいと聞くので、子どもたちにも食べさせたいのですが、何かよい方法はありませんか。

A **子どもは酢の物が嫌いです。無理やり食べさせる必要はありません。**

子どもが酸っぱいものが好きだったら、まだ未熟な果実や、腐敗して酸っぱくなったものも食べてしまうなど、生きていくうえで不都合なことが生じます。そのようなことを本能的にわかっているので、子どもは酸っぱいものが嫌いなのです。お母さんだって小さいころは酢の物が嫌いだったはずです。でも、大人になったら食べられるようになった、それが自然です。

「偏食をなくすために早くからいろいろな味を覚えさせたほうがよい」と言う栄養学者もいます。しかしそれは、小さい子どもに、早くからアルコールを飲ませたほうがよいと言っているのと同じなのです。何でも食べさせなければいけない、どんな味でも早くから覚えさせなければいけない、ということが言われるようになってから、母親も子どもも苦しみ始めました。

成長するにつれ、食べる範囲は徐々に広がっていくものです。母乳一品から始まって、ごはん、みそ汁、野菜の煮物など、だんだんと、味覚も甘いものから塩っ辛いもの、酸っぱいもの、苦いものへと、自然に広がっていくのです。

第三章 子どもに野菜を無理に食べさせるな

満腹は最高の幸せ

私はひもじい思いを経験したことがありません。子ども時代の食生活は決して豊かではありませんでしたが、飢えるようなことはありませんでした。しかし、私の父親は大正生まれなので、戦争中や戦後の、飢えの恐怖を知っています。その先の先祖も、まちがって殿様や庄屋様にでもなっていないかぎり、やはり飢えの恐怖をつねに抱いていたことでしょう。人間にとって最大の恐怖は生命の直接の危機であり、その次が食べられないことでした。現在は食べすぎ、飽食の時代と言われますが、これはわずかここ数十年の話でしかありません。長い歴史の中で考えれば、ほんの一瞬の出来事に過ぎないのです。人類の歴史は、飢えとの戦い、飢えにおびえる日々のほうがはるかに長かったのです。

その影響なのでしょう。私自身は飢えの経験がないにも拘わらず、脳には飢えの恐怖が刻みこまれているようで、腹一杯食べると安心するのでしょう、最高に幸せを感じます。

京都大学大学院農学研究科の伏木亨教授は、「食は快楽　運動は苦痛」と表現していますが、まさに名言だと思います。そうです。食事をすることは最高の快楽なのです。その中でも、多くの人に共通するのは、美味しいものを腹一杯食べること、満腹になることほど幸せを感じることはないという点です。食べることが嫌いで、走り回ってばかりいたら人類はとっくの昔に滅びていたでしょう。それよりは、運動せずに食べていたほうが生きられるのです。まさに現代がその通りになっています。そのことで、肥満も糖尿病も増えましたが、そう簡単に死ぬことはありません。

恐らく、世界的な規模で考えたとき、平均寿命に最も比例するのは、所得だと思います。食べられない国よりは、食べ過ぎている国のほうが平均寿命は長いのです。そのほうが生きるうえで有利だということを脳は知っています。多くの人が、ダイエットに成功しないのも、ある意味では脳の正しい選択なのかもしれません。

かつて、あるダイエットで表彰された方に会ったことがあります。新聞広告などで目にする、「私は三カ月で○○キロやせました」と、ダイエット前と、ダイエット後の写真が掲載されている、あの成功体験者です。はっきりと覚えていませんが、その方は半年で二十キロくらいやせたと記憶しています。その年のコンクールで準優勝したのですが、ところがそれから数カ月で元に戻るくらいならまだしも、「利息」までついてしまったのです。「利息」というのは、元の体重よりも増えてしまったということです。あまりにも情けなくて、そのとき、一緒に表彰された方たちに電話して聞いたら、なんと、全員が元に戻ってしまっていたらしいのです。本人は「安心しました」と笑っていましたが、恐らくほとんどのダイエットは同じ結果になります。それは脳が、生命を脅かすような無茶に対して、「やめろ」、「もっと食べろ」と指令をだすからなのです。しかも、再度同じことが起きたときに、いくらかでも対処が楽なように、ここぞとばかりにたくさん食べて太ることを命令したのです。だから、「利息」までついてしまったのです。とくに、急激に減量するダイエットほどそうなるでしょう。成功した人がほとんどいないから、次々と新しいダイエット法が登場するのです。

やはり、私たちの脳は飢えに対して恐怖感を持っているのです。だから、腹一杯食べると幸せになるのです。ダイエットをする多くの人が三日坊主で続かないのも、ある意味で仕方がないことなのかもしれません。私は何度か断食の経験があるだけでなく、断食をする施設でも働いていたことがあります。断食をしている人のほとんどは、「終わったら何を食べようか」とそればかり話し合っています。しかも、食べたいものは、ラーメン、カレー、カツ丼、ハンバーガー、エビフライなど、油脂類が多く高カロリーのものばかりです。まちがっても、「ほうれん草のお浸しや菜の花の辛子和えが食べたい」などと言う人はいません。飢餓感が高まれば、高カロリーのものを欲するのは本能なのです。

酸《す》いはおかしい、甘いは美味しい

「酸いも甘いも嚙み分けて」という言葉があります。辞書で調べると、「人生経験を積んで、人情、世事によく通じていること」と書かれています。人生の甘い面、良い面だけを見ているようではまだまだで、つらいことや苦労を知ってこそ一人前という意味です。

甘い味（甘味）は苦労しなくても覚えられますが、酸っぱい味（酸味）を覚えるのには、時間が必要なのです。そこからこの言葉がでてきたのでしょう。後に述べますが、赤ちゃんはすでに、甘味と旨味を好むことがわかっています。反面、苦味と酸味は好みません。酸味も嫌うほうが、生きるうえで有利なことが多いからです。

実際に、食べ物が腐敗していることを、酸味が教えてくれることが少なくありません。「酸っぱくておかしい」と腐敗に気づいたり、あるいは、未成熟な果物も、酸っぱいということで見分けがつくのです。

酸っぱい梅干を見ると、唾液がたくさん出ます。あれは、酸っぱい食べ物を食べると危険なことが多いため、それを洗い流すのに、たくさんの唾液をだすのだ、という説もあります。なるほどと思います。私たちにとって、酸味の強いものは好ましくないことが多いのは事実です。だから、子どもは酢の物などを好まないのです。

しかし、教えられなくても、甘い物は赤ちゃんのときから大好きです。私が子どものころ、嫌いな野菜の代表だったにんじんが好まれるようになってきたのは、においだけではなく、味の変化も関係があります。最近のにんじんは、甘くなっているのです。トマトも同じかも知れません。私が子どものころは、青くさいだけで、あまり甘くありませんでした。信じられないかもしれませんが、砂糖をかけて食べている人もいました。それに比べて、最近のトマトは非常に甘くなっています。そのことによって、子どもが好む野菜になったのでしょう。かぼちゃも、私が子どものころ食べたものは、煮るとねっとりして、あまり甘くありませんでした。もしかしたら、煮るときには砂糖を入れることが多かったかもしれません。いつからなのか、はっきりした記憶はありませんが、栗かぼちゃなどという言葉を耳にするようになりました。いわゆる、西洋かぼちゃです。ほくほくして栗のように甘いという意味で、そのような名称になったのでしょう。そのことによって、かぼちゃを好む子どもも増えたのだと思います。

甘い食べ物は空腹を満たす

テレビのグルメ番組などを見ていると、レポーターは「この果物、甘くて美味しいですね」と言います。まちがっても、「このみかん、酸っぱくて美味しいですね」と言うことはありません。人間、誰でも甘い食べ物が好きです。とくに子どもは大好きです。そのことで、おやつのお菓子やジュースなどで悩んでいる母親も多いでしょう。

なぜ、私たちはそれほど甘い物を好むのでしょうか。一つは、これまで述べてきたように、安全な飲食物が多いということがあると思います。甘いもので危険な食べ物はほとんどありません。

もう一つは、甘い物には空腹を満たしてくれるものが多いからなのです。私たちは何のために食事をするのでしょうか。さまざまな情報が耳に入ってくると、やれビタミンＣがどうとか、食物繊維もとらなければならないとか、よけいなことを考えてしまいがちになります。そのことで右往左往している人も少なくありません。でも、食事をする最大の理由は、空腹になったから、お腹がすいたから、ではないでしょうか。いくら、ビタミンＣが大切だ、カルシウムが必要だと言っても、空腹を満たさなければ生きられません。空腹を満たしてこそ、ビタミンもミネラルも必要になります。

栄養素レベルで考えると、空腹を満たしてくれるのは、糖質（炭水化物）、脂肪、タンパク質の三つです。その中でも、エネルギー源として大切なのが糖質です。糖質をたくさん含むものの代表が母乳です。人間の母乳は牛ややぎの乳汁などに比べると、極めて糖質が多いのが特徴です。その糖質は、乳糖と呼ばれるもので、母乳がほんのり甘いのはそのためです。授乳中のお母さんの食事によっては、母乳が塩辛くなったり、渋くなることもあります。あるいは、極度に脂っこかったりすると、赤ちゃんが飲まないことがあると言います。

甘い母乳を好むということは、空腹を満たしてくれるからなのです。その他に、糖質を多く含む食品としては、穀類、いも類、果物などがありますが、いずれも、完熟して食べられるようになると甘くなるものが多いのが特徴です。ごはんも、じっくり咀嚼して食べるとほんのり甘く感じることがあります。これも幼児などは、ほんのりではなく、明らかに甘く感じているでしょう。

完熟するということは、熱量（カロリー）が高くなるということです。甘くなることで、食べごろを知ることができます。それを、私たちは、「旬」と呼んでいます。あるいは、米が実るのも、さつまいもやみかん、柿などが収穫されるのも、秋が多いので「食欲の秋」とも言われてきたわけです。

ここで再び、三九ページの〈子どもの「好きな野菜」「嫌いな野菜」〉の表を見てください。一位さつまいも、二位えだまめ、三位じゃがいも、四位とうもろこしになっています。さつまいもはいも類、えだまめは豆類、じゃがいもはいも類。とうもろこしは穀類です。厳密に言うと、いずれも野菜ではありません。子どもは野菜が好きなのではなく、穀類、いも類、豆類などを好んでいるということなのです。

私たちは甘い物を好むことで、糖質を多く含む穀類やいも類が空腹を満たすことを確認しているのです。

人間は水とでんぷんで成長する

子育て中のお母さんは、いろいろな情報に惑わされることが多いのですが、実は、本当に大切なことはわかっています。そして、私などが言うまでもなく、すでにきちんと実践しています。

お母さんは、赤ちゃんが母乳の時期を終えたら、次に離乳食を食べさせたと思いますが、その際、何を優先して食べさせてきたでしょうか。いきなり、ほうれん草のお浸しや焼肉を食べさせた方はいないと思います。ていねいに離乳食を作ってきた方は、重湯→おかゆ→やわらかめのごはんの順に食べさせてきたのではないでしょうか。重湯やおかゆのころは、まだ母乳を飲ませていたかもしれませんが、他の食べ物は与えていないでしょう。それらの食べ物だけで、充分に成長するために必要な栄養がとれるからです。野菜不足ではないか、あるいは肉を食べさせなくてだいじょうぶだろうか、などと心配した人はいないでしょう。そして、その後にやわらかめのごはんに移行していきました。

ただし、第一章でも述べてきたように、保健所などの離乳食指導で果汁を与えてきてしまった方もいるかもしれません。このような誤った指導が行われる前は、重湯、おかゆ、やわらかめのごはんが普通だったのです。わざわざ、果汁など絞っている母親はいませんでした。

最初の副食は何を食べさせたでしょうか。たいがいの人が、家族が食べているみそ汁に、お湯をさして食べさせたのではないでしょうか。みそ汁には、どんな具を入れたでしょうか。ねぎやみょうがという人はめったにいないと思います。肉や魚という人もいないでしょう。恐らく、じゃがいもやさつまいも、かぼちゃなどが多かったはずです。あるいは、麩や豆腐だったかも知れません。穀類やいも類、豆類を入れているのです。

このように見てくると、ほとんどの人が子どもにきちんと糖質を多く含む食品を食べさせてきているのです。

再度、子どもの好む野菜を思い出してください。好きな野菜に挙げられているのは、穀類やいも類など、「でんぷん」を多く含む食品です。お母さん方も、子どもに必要なものがわかっているから、そのように食べさせてきたのです。

もう一つ、意識はしていないかもしれませんが、お母さんは大切なことを実行しています。重湯、おかゆ、やわらかめのごはんのこの三つはいずれも、歯の生えそろわない幼児が食べやすいように、やわらかくしているのですが、ここで肝心なのは、水分量を調節しているということです。大切な幼児期であればあるほど、水分を多くしています。お子さんが、食事の際、「お母さん、お水ちょうだい」と言うのは、「お母さんと同じごはんでは、僕には少し水分が足りないよ。だって、僕は少し前までおかゆを食べてたんだよ」と言っているのです。もしかしたら、お子さんが初めてお母さんに伝えた言葉は、「お母さん、お水ちょうだい」だったかも知れません。

なにしろ、新生児の体重に占める水分は八〇パーセント、三カ月で七〇パーセント、一歳で六三パーセントもあります。しかし、成人になると約六〇パーセントに減ってきます。

また、からだの中の水分には細胞に含まれているもの（細胞内液）と細胞の外の水分（細胞外液）とがあります。このうち、細胞外液は、大人の場合一日に四分の一しか出入りしないのに対して、子どもは一日に二分の一が出入りします。つまり、子どものほうが一日の水分の入れ換えがずっと激しいわけです。さらに、子どもはふっくらとした体型をしているので、汗などで水分が失われやすくなっています。脱水症を起こしやすいのも特徴です。そのため、水分の補給が非常に大切になってきます。

それが自分でわかるのでしょう。子どもは、ケーキとアイスクリームとジュースを並べたら、水分の多いアイスクリームやジュースを欲しがることが多いと思います。

お子さんが病気になったら、何を食べさせるでしょうか。多くのお母さん方はおかゆを食べさせるはずです。「肉や野菜を食べて元気になりなさい」などと言う母親はいないでしょう。

また、人は地震がきたら何を持って逃げるでしょうか。ねぎやごぼうを持って逃げる人は珍しいと思います。たいがいの人は、水と米を持って逃げるでしょう。もう少し持つことが可能だったら、さつまいもやじゃがいもなどを持って逃げるはずです。

世界のほとんどの人たちが、米や小麦、ライ麦、とうもろこし、いも類などで空腹を満たしています。肉や乳製品などで空腹を満たしているのは、砂漠や高地、あるいは氷の世界に生活している人たちだけです。もちろん、野菜で胃袋を満たしている人はいません。私たちは、水とでんぷんを食べながら成長する動物だということです。野菜では満腹になれない、そのことを子どももわかっているのです。

ごはんにみそ汁は最高の組み合わせ

先に述べたように、お子さんの食事でごはんの横に最初に置いたものは水、次がみそ汁だった方が多いと思います。もしかしたら、深い意味は考えなかったかもしれません。単に家族の食事の中から、お子さんが食べやすいものを与えただけなのかもしれません。みそ汁は、わざわざ子どものために作ったわけではなく、自分の食べていたものにお湯をさして、薄めただけだったと思います。ここでも、ほとんどのお母さん方は正しい選択をしているのです。

お子さんの胃袋は大きくありませんから、何でもいいからと食べさせるというわけにはいきません。小さな胃袋には、入れるものの優先順位を考えなければなりません。その意味で、ごはんの次にみそ汁を食べさせてきたことは最善の選択です。

子どもはごはんだけでは食べにくいので、食事の際、飲み物を欲しがります。水分を補給できるということだけでも、みそ汁はベストなのです。ほうれん草のお浸しよりも、ほうれん草の入ったみそ汁のほうが食べやすいのです。

それだけではありません。みそ汁からは水分と同じくらい、大切なものをとることができます。それは、みそに含まれる塩分です。塩は、塩化ナトリウムが主成分ですが、その他に、カルシウム、鉄分、マグネシウムなど大切なミネラルが豊富に含まれています。それらのミネラルもとらないと、私たちは生きることができません。赤ちゃんにはそれがわかるからでしょう。生後、数カ月をすぎると、「塩味」を好むようになります。

私たちは何気なく食事をしていますが、たとえば、塩分の入ってないお吸い物を想像してみてください。あるいは、ラーメンやうどんを食べる際に、いくら、かつお節や豚骨のスープに手間をかけても、塩味が利いてなかったらどうでしょう。とても食べられるものではありません。逆に、塩分が濃すぎたお吸い物やラーメンのスープも飲むことができません。

海水を飲むことを想像すれば、わかると思います。甘すぎるお菓子や、甘味の少ないお菓子は、美味しくないなーと思いながらも食べることはできます。しかし、塩分が濃すぎたり、薄すぎた料理は、美味しさのレベルの問題ではなく、食欲そのものをなくさせてしまうこともあります。私たちが、ほどよい塩分を好むというのは非常に大きな意味があることなのです。その点でも、みそ汁をお子さんに与えてきたことはベストの選択なのです。

みそ汁は「旨い」

それだけではありません。先にも述べたように、食事をする最大の目的は、空腹を満たすことです。美味しく感じるものには、たいがい意味があります。赤ちゃんは美味しそうに母乳を飲みます。母乳はほんのり甘いだけではなく、「旨味」成分が多いのも特徴です。赤ちゃんは、旨味も大好きです。甘味を好むのは、これまで述べてきたように、糖質に対する欲求であり、旨味を好むのはタンパク質への欲求の表れなのです。

旨味成分には、タンパク質を構成するアミノ酸、あるいは核酸系のものがあります。アミノ酸の代表的なものに、グルタミン酸があります。グルタミン酸を多く含むものとしては、こんぶ、チーズ、のり、トマト、しめじ、玉露など。たとえば、母乳には、牛乳などとは比較ができないほど、このグルタミン酸が豊富に含まれています。核酸系のものとしては、イノシン酸やグアニル酸があります。イノシン酸を多く含むものとしては、かつお節、煮干、マグロ、鶏肉、豚肉、牛肉、のり、かになどがあります。グアニル酸を多く含むものは、干ししいたけ、ほたて貝、のり、かになどです。いずれも、日常的に口にしている「旨味」を実感するものが多いでしょう。

お吸い物やそば、うどんのつゆを飲むと、「うまい」と感じるのはこれらの成分が含まれているからです。あるいは、肉やハンバーグ、マグロの刺身を食べるとうまいと感じるものも同じです。

これらのアミノ酸や核酸系の酸は野菜にはそれほど多く含まれていません。比較的多いのはトマトです。イタリア料理などは、たくさんのトマトやトマトケチャップを使います。まさに、料理に旨味をだすために、多用されてきたのでしょう。

また、大豆に含まれるタンパク質には味がありません。それを発酵させて熟成させると、そのタンパク質が分解されてアミノ酸になり、特有の旨味がでてきます。みそやしょうゆ、あるいは納豆を美味しく感じるのは、主にアミノ酸の旨味のためなのです。刺身をそのまま食べても、あまり味はありません。しかし、それにしょうゆをつけると、抜群に美味しくなるのも、塩分としょうゆのアミノ酸の旨味のためなのです。

みそ汁を作るときは、煮干やかつお節などでダシをとり、そこにみそを溶かすのですから、美味しくなります。長期間、外国に行った際など、無性にみそ汁が飲みたくなる人が多いのもうなずける話です。もっとも、みそ汁が飲みたくなるのは、旨味だけではないと思います。ダシ特有の香りの影響も大きいのです。

お子さんが、ほうれん草のお浸しを好むことは多くないと思います。しかし、そこにかつお節をかければ食べるかもしれません。かつお節の旨味の力を借りるというわけです。

お子さんが、〝みそ汁に入れた野菜なら食べてくれる〟というのも、みそとダシの旨味のなせるわざということです。お母さん方が、お子さんに具だくさんみそ汁を食べさせようとする気持ちもわかります。良い方法であることはまちがいないのですから。ただし、それで野菜を入れすぎて、みそ「汁」ではなく、野菜のみそ「煮込み」にしてしまうのは少しやりすぎかもしれません。

子どもはみそ汁を好み、お母さん方も、きちんとそれに応えてきたのです。皆さん、昔から上手にやってきているのです。

脂肪は高熱量（カロリー）だから美味しい

もう一つ、空腹を満たしてくれるのが脂肪です。しかも、脂肪は糖質やタンパク質よりも熱量が高いのが特徴です。同じ量なら、おおよそ二倍の熱量があります。山に登る人で非常食としてチョコレートを持っていく人が多いのも、チョコレートが高脂肪であり、熱量が高いからです。

したがって、私たちは本能的に高脂肪の食品を好みます。テレビのグルメ番組を見ていても、「このステーキ、とろけるように美味しいですね」、「寒ブリは脂がのっていて美味しい」などとコメントしています。「この魚、パサパサして美味しいですね」という言葉を耳にすることはありません。霜降り肉やマグロのトロが高価なのも、ただの赤身の肉やマグロよりも、脂肪が多いため、美味しいと感じる人が多いからです。ただし、高齢者の中には、「昔はマグロの中トロや大トロを喜ぶ人はいなかったよ。脂が強すぎて嫌う人が多くて、犬の餌にしていたものですよ」と言う人がいます。脂肪が多ければ多いほど美味しく感じるとは限りません。ほどよい脂肪がよいのですが、どの程度をほどよく感じるかは、慣れの問題もあります。現代の食生活は脂肪の摂取量が非常に増えています。そのことによって、マグロのトロを美味しく感じる人が増えたのでしょう。

とろけるように美味しいというのは、口の中で脂肪がとける現象を言ってる場合がほとんどです。とろける食感が、脂肪の存在を確認することにつながり、美味しく感じられるのでしょう。

脂肪を多く含む食品は、肉や魚、卵、牛乳、乳製品などの動物性食品、あるいは、種子類、豆類、穀類など。種子類というのは、ごま、なたね、ひまわり、くるみ、ピーナッツなどです。豆類では、大豆にたくさん含まれています。穀類では、米、トウモロコシなどに豊富に含まれています。したがって、それらの食品から、米ぬか油、とうもろこし油、ごま油、なたね油などが製造されています。

野菜は極めて脂肪が少ないのが特徴です。子どもは、野菜を口にしても、脂肪特有の濃厚さがないことで、空腹を満たすことが難しいと判断しているのです。肉や魚介類、卵などの動物性食品よりも、野菜を好まないお子さんが多いのも当然のことなのです。

甘味、旨味、脂肪がたっぷりの「お子様ランチ」

このように見てくると、子どもの好き嫌いには理由があることがわかります。子どもは主に五感を使って、何を食べたら安全であり、空腹を満たせるのかを判断しているのです。

見事というほかはありません。

それを最も理解しているのは、お子様ランチを作っているコックさんでしょう。お子様ランチの皿に並べられている料理を思い出してみてください。赤いケチャップライスの上に黄色い卵焼きがのったオムライス、その横には赤いウインナーソーセージか赤茶色のミートボール、茶色の鳥の唐揚げかエビフライ、そしてハンバーグ、白色と黄色の目玉焼きかハムエッグ、白いポテトサラダ、茶色のフライドポテト、その横には黄色のオレンジジュースかプリンでしょう。無理矢理野菜を添えるなら、赤いプチトマトというところだと思います。もしかしたら、ケチャップライスの上には、白地に赤い日の丸の旗があるかもしれません。どこを見ても、緑や紫、青や黒い色のものはありません。赤、白、黄色、茶色ばかりです。レタスが一枚あったとしたら、それはウインナーソーセージやケチャップごはんの色を引き立たせるためのものです。残すことがわかっていてのせています。

いずれの料理も、強烈なにおいはありません。ニラやピーマン、クレソンなどが使われていることはめったにないと思います。まれに、においの強い玉ねぎを使う場合は、オニオンリングにしてにおいがわからないように工夫をします。

料理の味はどうでしょうか。苦い食材や苦い料理はいっさいありません。酢の物やぬたなど、酸っぱい料理もほとんどありません。主食もただの白いごはんではなく、ケチャップを使ったごはんやオムライスが多いでしょう。ケチャップごはんを作るとき、化学調味料を一振りかけているかもしれません。「旨味」も充分です。

鳥の唐揚げや、ハンバーグ、ミートボールなどは、肉汁から「旨味」成分がでます。もちろん、たっぷり油脂類を使うので、「脂肪」も含まれています。鳥の唐揚げやミートボールを作るとき、ここでも旨味をつけるために、化学調味料も使っているかもしれません。

目玉焼き、ハムエッグにも、脂肪がしっかり含まれています。

肉そのものよりも、ウインナーソーセージやベーコンが多いのも、それらのほうが甘いからです。「ソーセージが甘い？」と疑問に思う方は、市販のウインナーソーセージやハム、ベーコンなどの「表示」を見てください。しっかり「砂糖」が入っています。砂糖が入ってないものはほとんどありません。味覚のするどい子どもたちには、充分にそれらの甘さがわかるから好むのでしょう。

オレンジジュース、プリンや乳酸菌飲料などは、いうまでもなく甘さたっぷりです。プリンや乳酸菌飲料は、脂肪もたっぷり含まれています。甘味と旨味、脂肪のオンパレードです。

「お子さまランチ」は、子どもが好むことだけを考えた、究極のメニューと呼ぶことができるかもしれません。たぶん、いろいろな料理をだしてみて、子どもが残すものを取り除いているうちに、現在のようなメニューになったのでしょう。

「マヨケソ」は最強の調味料

お子様ランチやファストフードのメニューにはほとんど野菜がありません。野菜をだしても、残すだけだとわかっているからです。そして、それらのメニューの最大の特徴は、塩やみそ、しょうゆよりも、「マヨケソ」が多いということなのです。マヨケソというのは、マヨネーズ、ケチャップ、ソースのことです。これらの調味料は、どんな料理でも美味しくしてしまうのです。美味しくなるというよりは、美味しく感じさせると言ったほうがいいかもしれません。

なぜなら、これらの調味料を使えば、甘味も旨味も、脂肪も簡単にとることができるからです。前に述べたように、ケチャップの材料のトマトには、こんぶやかつお節のように、旨味成分がたくさん含まれています。それだけではなく、ケチャップには甘味があります。果物も使われますが、主役は「砂糖」、「異性化糖」、あるいは「水あめ」です。ソースも同じです。野菜や果物も使われますが、おもに化学調味料と砂糖が使われています。甘味と旨味がたっぷりです。

さらに最強の調味料はマヨネーズです。大量の油や卵によって、脂肪分が七〇パーセント以上も含まれています。ちなみに、この脂肪分は、豚のばら肉には三四パーセント、牛のサーロインステーキには二七パーセント、マグロのトロには二十数パーセントしか含まれていません。マヨネーズはマグロで言えば、超大トロというべき脂肪の量なのです。そして、化学調味料が使われていることは言うまでもありません。卵に含まれるタンパク質や酢に含まれるアミノ酸もあるので、旨味もたっぷり。それだけではありません。砂糖が使われているから甘味も充分です。「えっ、マヨネーズに砂糖が使われているのか?」、と疑問に思う方もいるかもしれません。たしかに、昔のマヨネーズには使われていなかったかもしれません。家庭で作る人も砂糖は使わないでしょう。現在も、砂糖が使われてない商品はありますが、ほとんどの商品に入るようになっています。マヨネーズは、それだけで甘味も、旨味も脂肪もそろっているのですから最強の調味料なのです。

お子様ランチの目玉焼きには、しょうゆではなくケチャップ。ポテトサラダにはマヨネーズ。エビフライや鳥の唐揚げには、ソース、ケチャップ、タルタルソース。ミートボールにもケチャップ。主食もケチャップごはんですから、極端に言えば、マヨケソが使われていない料理はないと言ってもいいのです。ハンバーガーやホットドッグ、ピザなどのファストフードの店も同じです。ほとんどがマヨケソ料理ばかりです。

だまし食べの危険性

したがって、もともと野菜を食べない子どもに無理矢理食べさせようとすれば、お子様ランチやファストフードの真似をする以外にはありません。

ほうれん草を食べさせたければ、お浸しではなく、バター炒めにすることになるでしょう。大根を食べさせたければ、煮物よりもマヨネーズを使ったサラダがいいでしょう。しいたけの煮物を作るなら、しょうゆ味よりもケチャップで煮たほうが喜びます。ゆでたじゃがいもに塩をふったものよりも、フライドポテトにしてケチャップをかけたほうが食べる可能性が高くなります。

第一章で紹介した、野菜の「だまし食べ」の本を見ると、ほとんどが炒め物か揚げ物、あるいはたっぷりマヨネーズかドレッシングを使ったサラダで、ほとんどがマヨケソ料理です。あるいは、かぼちゃのアイスココアのように砂糖をたっぷり使った飲み物や料理ばかりです。野菜料理の本というよりも、「油と砂糖、マヨケソ調味料の使い方」を紹介した本と呼ぶべきでしょう。とても野菜料理などと呼べるものではありません。

ある意味で、それが当然なのです。これまで述べてきたように、個人差はありますが、子どもは基本的に野菜を好みません。とくに、野菜の色やにおい、形のわかる、お浸しや和え物、煮物などは好みません。それを無理矢理、食べさせようとすれば、とても野菜とは思えない、色、におい、味にするしかないのです。ピーマンのドーナツや、かぼちゃのアイスココアのようなメニューが生まれる所以《ゆえん》です。

そうなれば結果的に、子どもは砂糖と油脂類、化学調味料だらけの食生活になります。詳しくは、後の章で述べますが。そのことこそ、現代の子どもの健康にとって最大の問題なのです。

そして、このようなだまし食べで恐いのは、親子関係に与える影響です。私たち大人は、食べることの危険性をさまざまな情報で判断しています。まだ文字の読めない子どもは、食べることの危険性を五感を使って判断しています。ただし、子どもにとっても情報がないわけではありません。それは、三百六十五日、朝、昼、夕と食事を提供してくれる、母親に対する信頼によって得られるものです。お母さんが美味しそうに食べているものは、安全だと考えるのです。したがって、よく言われることですが、母親に好き嫌いが多いと、子どもも好き嫌いが多くなります。お母さんが食べないようなものは、「僕もやめておこう」と考えるのです。

信頼する母親が作ってくれた、美味しそうなドーナツ。楽しみにして食べてみたら、口の中が苦い。口から出してみたら、小さなピーマンがでてきた――。さて、子どもはどう思うでしょうか。信頼していたお母さんにだまされたと思うでしょう。そのショックはとても大きなもののような気がしてなりません。

そんなことまでして、野菜を食べさせる必要はないのです。お母さんやお父さんと同じで、工夫や努力などしなくても大人になったら食べるようになります。

Q アジやサンマなど、青魚にはDHAが多く含まれているので頭が良くなると聞きますが、どの程度食べさせればよいのでしょうか。

A **常識的に考えて、青魚を食べたら頭が良くなるなどということはありえません。**

EPAやDHAなどの効用は、一部の学者が言っているだけです。よく、何々が含まれているから、何々にいいという考えを聞く機会がありますが、そういった話はあまり信じないほうがよいのです。

それは、これまでのことを振り返ってみればよくわかります。たとえばあるときは、ほうれん草はシュウ酸が多いからカルシウムと結びついて結石になると言われたり、あるときはほうれん草は鉄分が多いから貧血にいいと言われたり。また、緑茶はタンニンが多いから貧血の原因になると言われたかと思えば、カテキンが多いからガンの予防になると言われたり。青魚だって、この間までは「脂肪が多いから食べ過ぎに注意」と言われていました。このような話はいつもころころ変わるだけです。だからＤＨＡが多いからどうだとか、そのような話も忘れたほうがいいのです。

そして、何かを食べて頭が良くなることを期待するよりも、子どもにまともな食事をさせることのほうがはるかに重要です。ひどい食事をしていると、根気がなくなったり、集中力がなくなったり、そういったことがありえます。成績のことを考えるならば、まともな食事を普通にさせるべきです。あなたの子どもは猫じゃないのです。

第四章 「バランスのとれた食生活」が子どもを病気にする

理想の食生活は簡単にできる

書店に行くと、子どもの食生活に関する本が山のように販売されています。子どもの食生活に関する講演会や料理教室もたくさん行われています。インターネットからも入手できる情報はたくさんあるでしょう。

私自身も年間に百回近くの講演会がありますが、最も多いのは保育園、幼稚園です。しかも、どこの講演会に行ってもたくさんの人が集まります。質問もたくさんでます。それだけ熱心だということは、お子さんの食事作りに悩んでいる人が多いということなのでしょう。

それに比べて、私たちの母親、昔の母親は、子どもの食事を作るのに、本を読んだり、講演会に行ったりすることは、ほとんどありませんでした。極めて情報が少ないにも拘わらず、食事作りに悩んでいる母親はいませんでした。

いつから、子どもの食事作りに悩むお母さん方が増えてきたのでしょうか。

まさに、私が生まれてまもない、昭和三十年ごろからなのです。私の母親は、悩まなかった最後の世代と言うことができるかもしれません。

しかし、第一章でも述べましたが、この時代から炊飯器や冷蔵庫などの家電製品が普及し始めています。スーパーマーケットもどんどん増えていきました。インスタント食品の代表格、インスタントラーメンも昭和三十三年に発売になっています。その後、冷凍食品なども登場するようになり、非常に便利になっていきます。それにも拘わらず、その時期から、子どもの食事作りに悩むお母さんたちが増えるようになりました。

なぜなのでしょうか。それは、「バランスのとれた食生活」を意識し始めたからなのです。

子どもにバランスのとれた食生活をさせなければならないと考えるようになってから、母親が子どもの食事に苦労するようになっていきます。

それまでの母親は、バランスなどということは考えませんでした。極めてわかりやすく言えば、それまで日本人に受け継がれてきた食生活を、そのまま真似ていただけだったからです。その内容は地方によってちがいがあるとはいえ、ほぼ似たようなものでした。ごはんにみそ汁、漬け物を中心にして、季節の野菜やいも類、豆類、あるいは魚介類を食べるというものでした。米がとれない地方では、小麦粉で作ったほうとうやうどん、おやきなどもあったでしょう。そばやいも類が中心だったところもありました。

すべてに共通するのは、何を食べるかを決めるのは、「その地域で何がとれるか」だったことです。その地方で、その季節にとれるものを、昔から行われてきた調理法で食べてきたのです。

その結果、春先などはニラ、ふきのとう、菜の花、のびるなど、子どもが食べにくい野菜ばかりということもあったでしょう。そのことに関して、母親は特別に意識することはありませんでした。ごはんで空腹を満たせれば、野菜やその他の副食を食べようが、残そうが気にもとめなかったのです。わざわざ、子どものために、別の料理を作ることもありませんでした。家庭の食事は極めて簡単だったのです。

自然条件を無視した栄養改善普及運動

その結果、春先などは、たけのこごはんと、たけのこのみそ汁、たけのこの煮物などということもあったでしょう。夏になると、きゅうりの漬け物ときゅうりを使った料理だらけ。秋になって、サンマをたくさんもらったときは、何日もサンマの料理が続くこともあったと思います。冬は、白菜の漬け物と白菜のみそ汁に、白菜料理ということもあったでしょう。まさに、「ばっかり食べ」だったと言えます。春先にたくさんたけのこを食べたのは、食物繊維をとるためではありません。たけのこがたくさんとれたからです。秋にサンマをたくさん食べたのも、ＥＰＡ（エイコサペンタエン酸）をとるためではありません。サンマが安かったからです。実にシンプルに考えていたのです。

そのような「ばっかり食べ」ではいけない。子どもにはきちんと野菜も魚も肉も牛乳もとらせなければならない。いろいろな食品を食べさせなければ、バランスがとれない。そういう考え方が登場してきたのは、明治時代からです。ただし、実際に庶民にまでそれが広まるようになったのは、昭和三十年代からです。国をあげての栄養改善普及運動が始まったのです。別な言葉で言えば、食生活近代化論と呼ばれるものです。ここから、食生活は、

「何がとれるか?」ではなく、「何を食べるべきか?」に変わっていきました。それまでの食生活は、自然条件が農業を決め、農業が食生活を決めていたのですが、栄養改善普及運動以降は、自然条件ではなく人間が決めるようになったのです。

まさに、家電製品やインスタントラーメンなど便利なものが登場し始めたのと同時期に、この運動は始まっています。当時、電気炊飯器は「主婦の睡眠時間を一時間延ばした」と言われていたそうです。すべてが、便利になるはずだったにも拘わらず、むしろ大変になってしまったのは、まさに栄養改善普及運動が始まったからなのです。

ここで昔話をする気はありません。なぜ、ここで五十年も前の栄養改善普及運動に触れるかというと、これは昔話ではなく、現在も継続されているからです。今も、姿、形を変えて、その亡霊がうようよしているからです。それが若いお母さん方を苦しめることになっています。それを理解しないと、これからもその亡霊に悩まされ続けることになり、これからの食生活を考えることができなくなるのです。

栄養改善普及運動のでたらめ

若いお母さんの中には、栄養改善普及運動と言ってもピンとこない人もいるかもしれません。詳細は、後で述べますが、「子どもにいろいろな食品を食べさせなければならないのに、子どもが野菜を食べてくれない」と悩んでいるとすれば、まさに、それこそが栄養改善普及運動の影響なのです。

栄養改善普及運動で提唱されたものの中で、私たちに最も大きな影響を与えたのは、

「ごはんは残してもいいから、おかずを食べなさい」

「タンパク質が足りないよ」

「日本人はカルシウムが不足しています」

「日本食は塩分が多すぎる」

この四つの言葉だと思います。その他、昭和二十五年には「ビタミンを食べましょう運動」、昭和三十六年には「一日一回フライパン運動」など、さまざまな提案がなされるようになっています。

それらに付随するように、このころから食品業界のテレビコマーシャルが登場するようになります。もちろん、テレビでコマーシャルをするためには、資本が必要になりますから、ごぼうや大根のコマーシャルではなく、工場で生産される加工食品です。昭和三十八年には、「タンパク質が足りないよ」のコマーシャルが大流行しますが、それは第一製薬（現・第一三共株式会社）が発売した、マミアンというアミノ酸飲料だったようです。あるいは、

「大きいことはいいことだ」（森永製菓・エールチョコレート）、「わんぱくでもいい、たくましく育ってほしい」（丸大ハム）などのコマーシャルが話題になるようになります。

著作物も、栄養改善普及運動の後押しをします。昭和三十三年には、戦後最大のベストセラーが発売になります。『頭脳――才能をひきだす処方箋《せん》』（光文社）という本です。著者は慶応大学医学部の林　髞《たかし》氏でした。林氏は、当時では珍しい大脳生理学の研究者で、子どもの成績、頭脳を良くするにはどうしたらいいかを書いたのです。内容を一言で言えば、「米を食べるとバカになる」。頭を良くするには、ごはんをやめてパンを食べなさいというものだったのです。内容はでたらめ以外の何物でもありません。その証拠に、この本の中では「子どもに化学調味料（味の素《もと》）を与えると頭が良くなる」と書かれています。今だったら、笑い話になってしまうでしょう。いかにいい加減だったのかがよくわかります。ただし、当時、大脳生理学などといっても、それが何なのかは、だれにもわかりません。著者の肩書きがいいこともあって、ほとんど疑う人もいませんでした。この影響は今でも残っています。受験シーズンにコンビニで、「頭脳パン」という商品を目にしたことはないでしょうか。そのパンの袋には、博士の絵が描かれています。林氏を意識した絵なのでしょう。まさに、今でも亡霊は生きているのです。

栄養教育は寒い国の食生活を理想としてきた

栄養改善普及運動は、大学や短期大学、専門学校で教えられてきた栄養教育の考え方が基本になっています。栄養教育が、「何を食べるべきか」を言いだした始まりと言ってもいいでしょう。

その栄養教育の基本は、どこからきたのでしょうか。栄養教育の始まりについては、諸説ありますが、「何を食べるべきか」を最初に提唱した学者は、ドイツ、ミュンヘン大学生理学教授のカール・フォン・フォイトと考えるのが、妥当だと思います。

フォイトは、ドイツの健康な人たちの食生活を調べ、そこから、「食餌比例」というものを発表します。それが、明治時代に日本にも伝えられました。当時は、「脱亜入欧」という言葉があった時代です。日本語を英語にすべきだという主張まで登場していました。まさに、国をあげて、欧米に追いつけ追い越せの時代でした。食生活に対する考え方も同じだったのです。したがって、フォイトの考えを受け入れるのには何の抵抗もない時代だったということができます。

当時の『女学雑誌』には、次のような文章が掲載されています。「健康を保つ食物とは、肉を中心とした動物性蛋白質であり植物性食品は到底肉食の比ではないこと、粗食をもって美談としたわが国の食卓を改めなければ欧米人と競争して敗死せざるをえないだろう」（明治二十二年）。

私の尊敬する神戸山手大学の故島田彰夫先生は、栄養教育を「北緯五〇度の栄養学」と呼んでいました。ドイツのベルリンは北緯五二度、ミュンヘンは北緯四八度。おおよそ、北緯五〇度くらいの地域から誕生した学問だという意味です。まさに名言だと思います。

ちなみに、日本最北端の北海道の稚内は、北緯四五度です。四五度というのは、ヨーロッパでは、イタリアのベネチアの緯度に相当します。ベネチアはイタリアでは非常に暖かいところです。

つまり、栄養教育では極めて緯度の高い国の食生活を教えたということになります。北海道は、本州に比べて、気温が低いのと梅雨がないことが特徴です。ミュンヘンはそれよりも北にあるのですから、寒くて雨が多くありません。

寒くて雨が少ないということは、植物が育ちにくいということです。極めて食生活の条件が厳しい地域であるということです。したがって、植物で満腹にすることが難しければ、動物を頼りにするしかありません。代表的な食べ物に、ハムやベーコン、ソーセージ、あるいはチーズなどの乳製品があるのもそのためです。それさえも、南米からドイツにじゃがいもが入ってきていなかったころは、豚のエサも充分でなかったわけですから、稀な食

栄養教育——ドイツ栄養学

地点	平均気温(℃)	年間降水量(mm)
ロンドン	9.7	752.6
ミュンヘン	8.0	965.2
パリ	10.6	647.9
ローマ	15.5	746.9
マドリード	14.3	461.0
ニューヨーク	12.4	1068.8
モスクワ	4.9	691.6
北京	11.8	577.9
東京	15.6	1405.3
札幌	8.2	1129.6

『理科年表』より

べ物だったことでしょう。ただ、私たち日本人の食生活に比べれば、肉や食肉加工品、牛乳、乳製品などを食べる量は多かったでしょう。

そんな厳しい自然条件の国の食生活を理想としてきたのが、栄養教育なのです。信じられないかもしれませんが、それは今も継続されています。

ごはんは主食だが、パンは主食ではない

日本、韓国、中国、あるいは東南アジアなど 米を食べる国は「ごはん」を主食と呼んでいます。ごはんは食生活の中心にあります。副食は、あくまでもごはんを食べるためのものです。それを可能にしたのが水田です。水田は、世界最高の食糧生産システムと呼ばれています。実際に、アジアのモンスーン地域が世界の一四パーセントの面積にも拘わらず、世界の五四パーセントの人を養っています。水田では、米が毎年収穫されます。しかも、毎年、ほとんど同じだけの収穫量があります。それゆえ、米だけで空腹を満たすことが可能だったために、主食となってきたわけです。

それに比べて、パンを食べる国では、パンを主食とは呼びません。パンの材料の小麦、ライ麦などは畑で生産されます。畑作というのは、常に連作障害という問題に悩まされま

す。同じ畑で、毎年、麦を作ったら収量が落ちるだけではなく、病害をこうむりやすくなります。そのため、今年小麦を作ったら、来年はなたねを作り、再来年は牧草地にするというように連作を避けなければなりませんでした。水田で生産される米のように安定した収穫ができないのです。そのため、パンを食べる国では、それだけでは空腹を満たすことが難しく、多種類の食品で空腹を満たす食文化が定着していきました。

パンを食べる国は、豊かだからたくさんの種類の食品を食べてきたわけではありません。それは、厳しい自然条件から生まれきた食生活だったのです。にも拘わらず、それを理想だと考えたのが栄養教育で、「ごはんは残してもいいからおかずを食べなさい」という言葉にも表れています。当時は、「ごはんばかり食べる国は貧しい」などという言葉もありました。その延長線上に、「ごはんを食べるとバカになる」などという、とんでもない本が誕生したのです。

日本人の米の消費量は、この半世紀の間に約半分に減ってしまいました。そのことで米の生産調整面積は二五〇万ヘクタールの水田の四割強、一一〇万ヘクタールという膨大な広さになっています。これからの稲作農業がどうなってしまうのかが懸念されています。当然、米の消費量が減れば、他のもので胃袋を満たしているわけで、それが食料自給率四一パーセントという、先進国の中で最低レベルの数字に表れているのです。このことだけでも、「栄養教育とはいったい何だったのか」、批判されてしかるべきでしょう。

パンを主食にすると副食は高カロリーになる

日本は高温多湿という気候で、植物の生育条件に恵まれていたために、米やいも類を主食に、豊富な野菜や豆類、種実類、海藻を食べるという食生活をしてきました。動物性食品は、わずかな魚介類程度でした。

それに比べて、寒くて降雨量の少ない国は、植物の生育条件に恵まれていません。そのため、動物性食品に頼ることになります。パンにはバターを塗り、飲み物は牛乳か肉を使ったシチューやスープ、副食は肉や食肉加工品のハム、ソーセージ、それにチーズなどが多くなります。

私は数年前に、ヒマラヤ山麓にあるブータンという国を訪ねたことがあります。私たちが訪ねた村は、標高三〇〇〇メートルを超えていました。富士山の山頂のようなところですから、階段を上るだけで息切れするほどです。そこの民家に宿泊させていただいたときにだされたお茶には、バターが入っていました。いわゆるバター茶と呼ばれるものです。また、村を歩いていると、糸に白いものがたくさんついたものを見かけます。触ってみるとカチカチで、餅かなと思いました。ところが少しかじってみると、乳製品の香りがします。ヤクという動物の乳汁で作ったチーズでした。保存のために、カチカチになるまで干しているのでしょう。標高三〇〇〇メートルというのは、冬になると一体、どのくらいの気温になるのでしょうか。非常に厳しいものだと思います。そこで、長い時間をかけて、ヤクという動物との共存を選んできたのだと思います。

あるいは、もう二十年以上も前に、シルクロードの最奥地、新疆ウイグル自治区を訪ねたことがあります。そこでは、たくさんのラクダが飼育されていました。ラクダの毛皮、乳汁、肉を上手に利用して生きてきたのです。

そのような国の食生活と比較をしたら、日本の食生活では動物性食品をとることは多くありません。タンパク質も少なくなります。それは、ある意味で当然のことなのです。それにも拘わらず、栄養教育では欧米と比較して「タンパク質が足りないよ」と主張してきました。本当に足らないかどうかなど考えずに、単に〝欧米に比べて少ない〟というのが根拠だったのです。

日本の食生活には牛乳や乳製品はありませんでした。一説には「昔から酪《らく》や蘇《そ》と呼ばれる乳製品があった」という話もあります。しかし、それはごく少数の人たちが、ほんの少し口にしたにすぎません。日常的に食べられてきたわけではありません。

したがって、牛乳や乳製品などに頼ってきた国の食生活に比べて、日本人の食生活にはカルシウムの摂取も少なかったかもしれません。ここでも、そのような自然条件のちがいを無視して、「カルシウムが足りないよ」と主張されてきたのです。すべては、欧米の食生活が理想だというところから始まっています。本当に日本人の食生活には、タンパク質やカルシウムが不足しているのか、充分に検討されてきたわけではありません。

健康を維持するためにどの程度の栄養素をとればいいのか。厚生労働省が発表しているものに「食事摂取基準」があります。平成二十一年五月に出された『日本人の食事摂取基準二〇一〇年版』です。そこには、「保健所、保健センター、民間健康増進施設等において、生活習慣病予防のために実施される栄養指導、学校や事業所等の給食管理にあたって、最も基礎となる科学的データである」と書かれています。それによると、〇歳から五カ月の乳児のカルシウムの「目安量」は、二〇〇ミリグラムと書かれています。

しかし、この「目安量」は一九九五年当時は「栄養所要量」と呼ばれていたのですが、それを見ると、四〇〇ミリグラムと書かれています。四〇〇が三八〇くらいになるならわかります。それが、半分にも減っています。どちらが正しいのかという問題ではありません。こんなものが科学的な数字と言えるのでしょうか。

すべては、「欧米が理想」、「欧米並みに」というところから始まっているのです。

「減塩運動」が高カロリーの副食を増やした

若いお母さん方の中には、「塩分が多くならないために、朝食をパン食にしました」という人も少なくありません。塩分を減らすことが大切だというなら、たしかにパン食のほうが少なくなると思います。ごはんなら、みそ汁、漬け物、納豆、あるいは焼きのり、佃煮など、ごはん以外、すべて塩、みそ、しょうゆなどが使われているので、その気持ちも理解できなくはありません。

しかし、今の子どもたちの食生活においては、塩分を減らすことよりも、もっと大事なことがあります。それについては、次の章で述べさせていただきます。

ここでは、本当にそんなに塩分が問題なのか？　ということを考えたいと思います。これもまた、〝欧米に比べて〟というのが基本にあります。先に述べたように、パンを食べる国では、パンを主食とは呼びません。彼らは、多種類の食品を食べなければ空腹を満たせないのです。それは、調味料や飲み物などにも言えることです。たとえば、魚を料理する際、私たちは刺身、焼き魚、煮魚を考えます。それらの料理には調味料として、塩、みそ、しょうゆ、あるいはみりんや日本酒を使っています。どの調味料も、それほど熱量は高く

朝食の和食と洋食献立の油脂類の比較

	献立	脂質
洋食	パン、マーガリン、牛乳、ベーコンエッグ、オレンジ	31.5g
和食	ごはん、みそ汁、漬け物、めざし、大根おろし、納豆、番茶	15.2g

『五訂食品成分表』より算出

ありません。野菜なども、漬け物やお浸し、和え物、煮物などが中心になります。どの料理も、調味料を使うことで熱量が大きく上がることはありません。ごはんの横に並ぶ飲み物も、みそ汁やお吸い物など、熱量は高くありません。熱量はあくまでも、ごはんで摂取してきたからです。

それに比べて、パン食の国では、魚料理でもフライやマリネ、ムニエル、フリッターなど、油脂類を使ったものが中心になります。それらの料理を食べる際には、ソース、ケチャップ、マヨネーズなどを使うこともあるでしょう。野菜にしても、サラダや炒め物が多くなり、ドレッシングやマヨネーズなどが大量に使用されます。飲み物に関しても、シチューやブイヨンなど、油脂類や牛乳、乳製品、肉類などを使ったものが多くなります。

それらの料理は、パンを食べるためのおかずというよりも、その料理や飲み物自体で熱量をとるものがほとんどです。それはそれで、パン食の国々の素晴らしい食文化と言うべきなのでしょう。

したがって、欧米の国々と比較すれば、日本の食生活は塩分が多くなります。ある意味で、それは当然のことなのです。しかし、それで日本人が塩分を過剰に摂取してきたことになるのでしょうか。これもまた、きちんとした検討がなされることなく、日本食は塩分が多すぎる、と断定してきてしまったのです。

最近は、さすがに下火になってきていますが、ついこの間まで、多くの栄養士が家庭を回り、みそ汁の塩分量を調べ、「塩を減らせ」と主婦たちを脅かしていました。人の家に土足で踏み入るようなその行為に私は異常さを感じたものです。そのような栄養士が、最近は「日本型の食生活をしましょう」と騒いでいます。日本食をすすめるのはいいのですが、それらの栄養士は、日本食を何の調味料で味付けすればいいと言うのでしょうか。塩分を減らすには、塩、みそ、しょうゆを使わないのがいいということになります。それでは、一体、何で味をつけて日本食を作ればいいのか、さっぱり意味がわかりません。

伝統食を崩壊させた「一日一回フライパン運動」

減塩運動と並行して行われてきたのが、昭和三十六年から始まった「一日一回フライパン運動」です。一日一回はフライパンを使って料理しましょう、というものでした。当時は、「油のオリンピック」という言葉も使われています。「油をたくさん使う国は豊かだ、油の少ない国は貧しい」というものです。

これもまた、欧米の食生活が理想だというところからきています。減塩運動と合わせれば、塩、みそ、しょうゆを減らして、油脂類、マヨネーズ、ドレッシングなどをたくさん使った料理をしましょうということになります。

これまで述べてきたように、日本の料理というのは主食のごはんを食べるためのものでした。野菜は、みそ汁、漬け物、佃煮など。魚介類は、焼き魚、刺身、煮魚、あるいは佃煮などです。「塩分」を除いて考えることはできません。それらをことごとく否定してきたのですから、この影響はあまりにも大きなものでした。

一番の問題は、祖父母が伝えてきた食文化を否定してしまったということです。栄養改善普及運動が始まる以前、母親の作ってきた料理は、ほとんどが塩を使ったものです。料理だけではありません。塩辛や干物、漬け物などの保存食も同じです。日本は、高温多湿のため、穀類、いも類、豆類、野菜など植物が育ちやすい恵まれた国です。しかし、高温多湿であるということは、カビや細菌にとっても好都合な場合が多いのです。

植物や魚介類なども、年間を通して生産されればいいのですが、そうはいきません。野菜などは、たくさん収穫できる季節もありますが、「霜枯れ時」という言葉もあります。正月を越して、寒くなると野菜もとれなくなってきます。そのため、秋にたくさんの漬け物を漬け、それを食べて冬場の野菜不足を補ってきたのです。そのことによって、たくさん収穫された野菜を捨てることなく食べることができたわけです。魚介類なども同じでしょう。

そして、日本は海に囲まれています。そこでは、たくさんの塩をとることができました。その塩を利用して、腐敗やカビが生えることを防いできたのです。

それらの知恵が、地方によってその地方にあう形でそれぞれ存在し、祖父母から母親へと伝えられてきたわけです。祖父母には、生きるための大切な食の「知恵」があったのです。それをことごとく否定してきたのが、減塩運動なのです。祖父母たちは、油やマヨネーズ、ドレッシングを使った料理は知らなかったでしょう。いや、今でも苦手な人は少なくないでしょう。それまで、家族のために、みそ汁を作り、漬け物を漬け、煮物や佃煮を作ってきたことが、減塩運動によってすべて否定されてしまったのですから、精神的なダメージは非常に大きなものがあったと思います。

さらに、高温多湿の国で、塩分を減らして保存食品を作ろうとすれば、どのようなことが起こるでしょうか。必然的に「防腐剤」や「保存料」という食品添加物を増やすことになります。実際に、今やそれらがどれほどの食品に使われているのか、わからないほど増えてしまいました。また、油脂類をたくさん使うことによって、合成洗剤の使用量も急激に増加してしまったのです。そのことが環境に与える影響も決して小さくありません。

「六つの基礎食品」が食事を難しくした

そして、昭和三十三年には「六つの基礎食品」が提唱されることになります。これは今でも、保健所のポスターなどで見かけることがあるのではないでしょうか。あるいは、小学校の掲示板などで目にすることがあると思います。丸い輪を六つに区切って、それぞれに食品の絵が描かれています。食事のときは、それら六つの食品をまんべんなく食べましょう、というものです。これこそ、現在も生き続ける昔の栄養学の最大の亡霊と言えるでしょう。

〈1群〉肉類、魚類、卵、貝類、大豆、とうふ（タンパク質性食品）
　脂肪、各種のミネラル、ビタミン（B1、B2、ナイアシン）なども含まれる。

〈2群〉牛乳、乳製品、小魚、海藻（カルシウムの多い食品）
　ビタミン類も多く含まれる。牛乳にはタンパク質や脂肪も多い。

〈3群〉緑や黄の濃い野菜（緑黄色野菜）
ビタミンA、C、鉄、カルシウム、タンパク質などを含む。
〈4群〉その他の野菜（淡色野菜）、果物類
ビタミン類やミネラルの供給源。
〈5群〉こく類、いも類（糖質）
こく類とは、米、麦、パン、めん類で、主要なエネルギー供給源（砂糖、菓子など糖質含量の多い食品を含む）。
〈6群〉油脂類、植物油、バター、マーガリン（脂肪）
脂肪のほかにビタミンA、Dが含まれる。植物油には必須脂肪酸が多い。

このようなものが提唱される前の一般家庭の朝食などは、ごはんにみそ汁、漬け物、納豆、佃煮程度だったと思います。もう一品つくとしたら、前の晩の残り物、そんな極めて簡単なものだったのです。少なくとも、料理教室に通ったり本など購入する必要はありませんでした。それが今日、これほどまでに食事が難しくなってしまったのは、まさに、この「六つの基礎食品」が提案されるようになってからなのです。
「子どもの健康を考えたら、『バランスのとれた食生活』が大切」、「バランスのとれた食

生活をするには、できる限り『六つの食品』をそろえて食べさせなければならない」といって、真面目なお母さんなら、ごはんにみそ汁、漬け物、焼き魚、肉じゃが、ほうれん草のお浸し、そこに牛乳でもつけなければと考えるかもしれません。実際に、旅館なみの朝食を作るように、必死になって朝食を作っている方もいるかもしれません。

ただし、これまで述べてきたように、「六つの基礎食品」を子どもの食事で真剣に実行しようとしたら、4群の緑黄色野菜をいかに食べさせるかで悩む可能性が高くなります。いや、この4群を食べさせなければならなくなってから、食事作りが大変になったとも言えるのです。

ちなみに、身近な4群の緑黄色野菜をあげてみましょう。

アスパラガス、さやいんげん、さやえんどう、貝割れ大根、オクラ、かぼちゃ、クレソン、小松菜、ししとうがらし、サラダ菜、しそ、春菊、せり、チンゲンサイ、つるむらさき、なばな、トマト、ニラ、にんじん、野沢菜、パセリ、ピーマン、ブロッコリー、ほうれん草、みつば、よもぎ、わけぎ。

子どもの好みにも差はありますが、少なくとも三歳、四歳くらいの子どもが食べそうなものは、トマト、かぼちゃ、ブロッコリーくらいではないでしょうか。喜んで食べるものはほとんどないと思います。第二章で述べたように、これらの野菜の中には、大人になるまであまり食べさせたくないものもあります。それにも拘わらず、「食べさせろ」というのですから、お母さんたちが、苦労するのは当たり前なのです。

これもまた、パンを中心として、いろいろな食品を食べなければ生きられないという、欧米の食生活が理想であるというところから始まっています。

「栄養素のバランス」を考えてはいけない

もう一つ、お母さん方を苦しめたのは、「栄養素のバランスを考えましょう」という言葉だと思います。栄養学者や栄養士の人たちは、この言葉を、何も考えずにただ主張しています。口癖と言ってもいいかもしれません。私は、これほど意味がわからない言葉もないと思っています。それらを主張している人たちに聞いてみたいのですが、一体、私たちが生きていくために、どれだけの種類の栄養素が必要なのかを理解して言ってるのか、と。残念ながら、そんなことはどんな科学者にも解明できていません。わかってもいないのに、どうやって栄養素のバランスを考えればいいのか、これほど不思議な話もありません。

最も栄養素のバランスを重視しているのは学校給食です。実際にあった献立をいくつか紹介してみましょう。

カレーうどん、アメリカンドッグ、小倉白玉、牛乳（沖縄県）
黒糖パン、桜エビのかき揚げ、みそ汁、牛乳（大阪府）
えびかつバーガー、コーンスープ、雪見大福、牛乳（愛知県）
みそラーメン、豆腐ドーナツ、ヨーグルト和え、牛乳（東京都）
みそラーメン、やきいも、みかんゼリー、牛乳（北海道）

どんな人が、みそラーメンにドーナツを組み合わせて食べるのでしょうか。たぶん、カレーうどんに、アメリカンドッグを食べて、牛乳を飲んだことがある人はいないと思います。これが食事と呼べるのでしょうか。もし、どこかの工場の社員食堂でこんな献立をだしたら、大騒ぎになるでしょう。

もっとすごいのがあります。知人の大学の先生が、九州の国立病院に入院した際にだされた料理はなんとカロリーメイトの卵とじです。栄養士を呼び、クレームをつけると「きちんと栄養素のバランスを考えています」と答えたと言います。上記のような学校給食のメニューを作っている栄養士も同じように答えるでしょう。

それでは、具体的に何の栄養素を計算しているのでしょうか。たいがい、カロリー、タンパク質、カルシウムなど数種類しか計算していないのです。私たちが生きていくうえで、どれだけの種類の栄養素が必要なのか、どれだけの量が必要なのか、だれにもわかっていないのです。わからないのですから、計算などできるはずがないのです。それにも拘わらず、数種類の数字を合わせただけで、「栄養素のバランスを考えている」と言っているわけです。だから、先のような意味不明の献立が生まれてしまうのです。

ころころ変わる栄養素情報

離乳食から毎日サプリ

夕食は、鶏肉やエビ、豆腐、野菜がたっぷりの鍋。そして、サプリメントが26粒。東京都練馬区の小学6年生定晃（じょうあきら）君（12）は、丸い錠剤やカプセルを慣れた手つきで口に放り込み、ビタミンジュースで飲み下した。

「正直、めんどくさい。でも、親が言うから」

離乳食にも鉄のサプリが混ざっていた。カルシウム、亜鉛、ビタミンC、B、A。成長と共に増えていく。

朝夕2回。種類や数は違うが、40代の両親も、高2の姉も飲んでいる。おやつには、プロテインを溶かし込んだビタミンジュース。食費の半分以上はサプリ代だ。

　食事はしっかりとる。朝はパン、夜は和食にサラダが多い。生魚やキノコは苦手だが、食べず嫌いはしない。牛乳も1日1リットル以上飲む。

「でも、食事からだけでは十分な栄養はとれない」と母の真理子さん。20年以上前、無理なダイエットで崩した体調がサプリで改善したという。その後、念願の子どもも授かった。

　晃君は身長157センチ、体重50キロ。少年っぽい細い体に筋肉がかすかな厚みを加える。（中略）

「効果なんてわからない」

　晃君はそう笑い飛ばす。

でも、12年を振り返れば、健康を案じたことはない。何となく、サプリを飲んでいれば大丈夫だと思っている。

「友達の家にはないけど、オレにとっては、体の一部みたいなものかな」

　入試は10日。昼食後、午後の試験もある。サプリを6粒、お守り代わりに持って行く。

（平成十八年一月八日『朝日新聞』）

信じがたい内容ですが、本当の話なのでしょう。もちろん、極端な例だと思います。しかし、これもまた、意味不明の学校給食の献立と同じで、背景に「栄養素のバランス」があることがわかります。本当に栄養教育というものが、食生活を難しくしてしまったものだとつくづく思います。

難しくしただけならいいのですが、矛盾だらけなので始末が悪い。タンパク質が足りないよ、と言っていた時代は、肉は最高のタンパク源だと言っていました。しかし最近は、動物性脂肪のとりすぎにならないように、肉は控えめに食べましょうと言うようになっています。同じように、卵も完全栄養食品などと言われた時期もありましたが、最近は、卵はコレステロールが多いので、控えめにするようにと言われています。お茶も、カフェインが多いので常飲しないほうがいいと言われていました。最近はカテキンを多く含むので、がんの予防になるとまで言われるようになっています。こんにゃくだって、かつては消化されないから、食べても意味がないと言われていた時期がありました。これも、グルコマンナンという食物繊維が含まれるので素晴らしい食品だと言われるように変わっています。

もっとあきれるのは、大豆と乳がんの話でしょう。平成十五年、厚生労働省は、みそ汁を一日に三杯以上飲む人には、乳がんが少ないと発表しました。その理由として、イソフラボンという物質が関係しているのではないかと言うのです。ところが、大豆に含まれるイソフラボンは、女性ホルモンのエストロゲンと似た物質なので、乳がんにとってよくないのではないかという報告が登場したのです。テレビの番組などで耳にした方も多いでしょう。その後、平成二十年、厚生労働省は「通常の食事の範囲では心配いらない」と発表したのです。

元々、大豆のイソフラボンが乳がんの予防になるのではないか、と発表したのは厚生労働省なのです。まったくよけいなお世話としか言いようがありません。

このように栄養素の情報はころころ変わります。

イソフラボン、カルシウム、食物繊維、ビタミン……。食生活を考えるのに、そのような情報はいらないのです。私自身、栄養士ですが、生まれてからたったの一度も栄養素など考えて食事をしたことはありません。もちろん、これからもないでしょう。日本には、百歳長寿者が四万三百九十九人（平成二十一年度）もいます。その中で、栄養素など考えて食事をしてきた人など、まずいないでしょう。食事なんて、そんな難しく考えるものではありません。もう、栄養教育のころころ変わる情報で右往左往するのはやめましょう。

「食育基本法」の功罪

今、子どもの食生活には、さまざまな問題があるという指摘がなされるようになっています。私自身も、さまざまな問題があると考えています。

そのためでしょう。なんと、食べることに対しての法律ができたのです。平成十七年六月十日、国会において、「食育基本法」が成立しました。

なぜ、こんな法律が必要になったのか。いろいろ考えられますが、最大の理由として戦後の栄養教育の誤り、失敗が明らかになってきたことが挙げられます。これまで述べてきたように、この半世紀に、長い間に培われてきた伝統食を否定し、ひたすら欧米の食生活を推進してきたのが栄養教育でした。その結果、健康問題だけではなく、農業や食料問題にも大きな影響が出るようになっています。米の生産調整の拡大、食料自給率の低下などです。わずか半世紀前の一九六〇（昭和三十五）年度には、七九パーセントもあった自給率が、現在は四一パーセントまで低下してしまいました。今や、他国の食料をあてにしなければ、空腹を満たせない国になってしまったのです。

「食育基本法」の第七条には以下のことが書かれています。

「食育は、我が国の伝統のある優れた食文化、地域の特性を生かした食生活、環境と調和のとれた食料の生産とその消費等に配慮し、我が国の食料の需要及び供給の状況についての国民の理解を深めるとともに、食料の生産者と消費者との交流等を図ることにより、農山漁村の活性化と我が国の食料自給率の向上に資するよう、推進されなければならない」

まさに、その通りだと思います。それにも拘わらず、今でも、意味不明の「バランス論」や「六つの基礎食品」が平然と述べられています。「バランスのとれた食生活をしましょう」という言葉だけだったらは子どもでも言えます。しかし、それが、学校給食でだされるようなみそラーメンにドーナツや、カレーうどんにアメリカンドッグという献立なのでしょうか。そんな献立を平然と子どもたちに食べさせる、それが栄養教育なのです。

そろそろ、冷静に考えるべきときではないでしょうか。戦後の栄養教育とは何だったのかを。いまだに栄養教育が作り出した「常識」がまかりとおっていては、これからも、お母さん方はお子さんの食事作りの悩みから解放されることはありません。それだけではなく、子どもの健康を守ることも難しくなってしまいます。

意味不明の「バランス論」を忘れることから、食生活の見直しを始めましょう。

Q 幼稚園に通う五歳の娘がいます。毎日お弁当なので、冷凍食品を使わないとおかず作りが間に合いません。どのような冷凍食品を使えばよいでしょうか。また、冷凍食品に問題はありませんか。

A **油だらけのお弁当になるくらいなら、冷凍食品を使うのも一つの方法です。**

朝の忙しい時間にお弁当を作ろうとすると、とかく簡単にできる揚げ物や炒め物といった油だらけのおかずになってしまいがちです。そうならないためにも、冷凍食品を上手に利用するとよいでしょう。

冷凍食品には、コロッケなどのように加工したものと、素材そのままのものがあります。かぼちゃ、里芋、アサリ、エビなど、素材を食べやすく下処理したものがたくさんあるので、それを炒めたり揚げたりせずに、だし汁やしょうゆで煮るといった方法を取り入れていただきたいと思います。そして、冷凍食品は冷凍して保存するために、食品添加物使用も少ないので、そういう意味でも、冷凍食品を利用することはけっして悪いことではありません。

第五章 子どもの食生活が危ない

小児生活習慣病が急増している

少し前まで、子どもの食生活に関する講演会に行くと、健康や病気についての質問としては、アトピー性皮膚炎やアレルギー疾患にかかわるものがほとんどでした。食生活に関心を持ったきっかけも、「子どもがアトピー性皮膚炎だったから」という人が多かったものです。

しかし、これからは大きく変わるだろうと思います。文部科学省学校保健調査報告書によると、過去三十年で肥満児は三倍に増加しています。実際に町を歩いていても、中年男性のような体型をした子どもを目にすることが少なくありません。腰のベルトの上にお腹がどんとのっている姿を目にすることも珍しくなくなっています。欧米の研究では、子どものころに肥満になると、その七〇パーセントが、大人になっても肥満がそのまま移行すると言われています。そのため、「小児肥満症」、あるいは、「小児メタボリック症候群」などという言葉が使われるようになっています。

また、それに伴ってさまざまな生活習慣病も増加しています。十五歳以下の小児の2型糖尿病も一九八二〜一九八六年で十万人当たり一・八九人だったのが、一九八七〜一九九一年には三・一九人、一九九二〜一九九六年では四・九七人と増加しています（『肥満研究』――「小児肥満症の判定基準―小児適正体格検討委員会よりの提言」朝山光太郎ほか、二〇〇二年）。そしてこれからもっと増えることが予想されています。さらにこれらの子どもたちが、大人になり、運動不足や夜型生活、あるいは外食の多い生活をするようになったとき、どうなってしまうのか、その危険性も指摘されています。

その原因としては、テレビゲームなどの普及による外遊びの減少、あるいは夜型生活などが指摘されていますが、その中でも大きな原因として食生活の問題があることを否定する人はいないでしょう。しかし、現在の食生活のどこに問題があるのか、どうしたらいいのか、という話になると、見当ちがいの話ばかりが耳に届いてきます。それは、これまで述べてきたように、そのほとんどが言語明瞭、意味不明の「バランスのとれた食生活をしましょう」、「好き嫌いなく何でも食べさせましょう」、そして「野菜を食べさせましょう」という話ばかりなのです。

子どもの肥満で悩んでいる母親が、保健所で「野菜が半分くらいしかとれてないのでしっかり食べさせてください」と指導されて、毎日のように、焼きそばやチャーハンに野菜を入れて食べさせるようにしたといいます。その結果、よけいに太ってしまったというのです。指導している側が、現代の食生活の問題点を理解していないのです。

長寿世界一の源はごはんだ！

大人のように晩酌もしない、宴会もしないで走り回っている子どもたちに、どうして肥満児が増えてしまったのでしょうか。大人とちがって、その理由を考えることはそれほど難しいことではありません。少なくとも、野菜を食べるか、食べないかというような話ではありません。いや、まったく関係がないと言ってもいいです。詳しくは後で述べますが、その原因のほとんどは、主食であるごはんの不足であり、砂糖と油脂類のとり過ぎにあります。

今、世界的に日本食ブームが起きています。日本人は男女とも、世界一の長寿になっているからです。みそやしょうゆ、豆腐などが世界中で販売されるようになりました。長寿には何の関係もないことなのに、日本のインスタントラーメンやカップめんまで、販売する国が増えているといいます

外国のスポーツ選手や芸能人が日本にくると、「和食大好き」と答える人が結構います。その和食とは、すき焼き、しゃぶしゃぶ、寿司、天ぷらなどです。中には、日本のステーキを和食と言う人までいます。材料が和牛だからなのでしょうか。すき焼きもしゃぶしゃぶも和食といえば、和食ですが、そんなごちそうを日常的に食べている日本人などいません。それくらい、他の国の食生活を理解することは難しいということなのでしょう。

野菜や魚、豆腐や納豆を食べること、あるいは、みそやしょうゆ、みりん、日本酒などを使うことも和食の特徴といえば言えます。

しかし、それらの食品や調味料も、主役のごはんがあってこそのものです。農家の人たちが長い年月をかけて作ってきた、美味しい米。そして、きれいでそのままでも飲用に堪

える水。この二つがそろうことで、世界一美味しいごはんが炊けるのです。

何しろ、日本のごはんは、塩でにぎったおむすびだけでも美味しく食べられます。もし、日本の米がまずく、水もきれいでなかったら。私たちにはチャーハンやピラフ、パエリア、あるいはカレーをかけて食べるような習慣が定着していたでしょう。実際、コンビニの安い弁当には、安い米が使われていて、白いごはんでは美味しくないから、チャーハンやケチャップごはんにして販売されているものが多いのです。高級な弁当は、たいがい白いごはんがそのまま入っています。また、最近は食品偽装の問題もあり、食品の安全性も気になります。とくに、食品添加物の問題は無視することはできません。その点でも、米は単に乾燥させただけの食品ですから、心配する必要もありません。

しかも米は非常に安いのです。おおよそお茶碗一杯で二十円から三十円。安い米だったら、十円台です。日本のごはんは安価でからだに負担を与えない、最も安全な熱量源なのです。この主食を抜きにして、長寿世界一の食生活を語ることはできません。

ごはんを食べなくなって、「カタカナ主食」が増えた

私たちが子どものころは、朝、昼、夕とごはんを食べていました。たまに、そば、うど

んがあったくらいです。おやつも、おにぎりがほとんどでした。そのごはんの消費量が、この半世紀で半分にまで減ってしまったのです。とくにごはんを食べなくなったのは、若い世代です。

その分、増えたのがカタカナ主食です。パン、菓子パン、ラーメン、スパゲッティ、ピザ、ハンバーガー、ホットドッグ、焼きそば、お好み焼きなどです。これらはすべて、砂糖や油脂類、あるいはマヨケソ（マヨネーズ、ケチャップ、ソース）がたっぷり使われています。そのため、非常に高脂肪、高カロリーです。これらを常食するようになったことが現在の食生活の最大の問題なのです。

その中でも影響が大きいのは、朝食にパンを常食する子どもたちが増えたことです。美味しいごはんは水分が約六〇パーセント。うどんやそば、スパゲッティ、ラーメンなども六〇から七〇パーセントくらいの水分のものを美味しく感じます。これは、私たちのからだに含まれる水分量の数字です。口に入れたとき、水分五〇パーセントのごはんはぼそぼそ、八〇パーセントだとベタベタでまずく感じます。パンは、水分が三〇パーセント程度しか含まれていません。そのまま食べるとバサバサとしていて美味しくありません。バサバサと感じるのは、パンに唾液が吸われてしまうためです。そのため、お年寄りや子どもなどは喉に詰まらせてしまうことがあります。

冬になると、忙しい朝、パンにバターを塗るのに苦労している人の話を耳にすることがあります。失礼ながら、もう少し頭を使えばいいのにと思います。バターをパンに塗るから時間がかかるのです。最初から口に塗れば、一瞬ですみます。これは冗談ではありません。クロワッサンやドーナツにマーガリンやバターがいらないのは、一口食べれば口の粘膜が油脂類でコーティングされるからです。

副食も同じです。パン食の際にほうれん草のお浸しを食べたら喉に詰まる可能性があります。どうしてもほうれん草を食べたければ、バター炒めということになります。したがって、パンと一緒に野菜を食べようとすれば、普通はサラダにドレッシング、マヨネーズをかけることになります。あるいは野菜炒めになるのが一般的です。肉や魚についても同じことが言えます。イカやマグロの刺身は合いません。どうしても食べたかったらフライやフリッター、ムニエル、マリネなどにするしかありません。卵も同じです。喫茶店のモーニングサービスでゆで卵がでてくることがありますが、パンになにも塗らなかったら、とても喉を通りません。やはり、目玉焼き、スクランブルエッグ、ハムエッグ、オムレツのほうが美味しいと感じるのです。

パンそのものにも油脂類が含まれています。そこにマーガリンを塗り、サラダとオムレツが並んだら、食事全体が油脂類だらけになります。ちなみに、この献立の場合、脂肪分はおおよそ四〇パーセントになります。毎朝、パンを食べるということは、朝から天ぷらやフライを食べるようなものだということです。

食パンは添加物だらけのお菓子

ただし、最近の食パンはそれほどマーガリンやバターを必要としなくなっています。塗らなくても十分にパン自体に油脂類が練りこまれているからです。菓子パンやクロワッサン、ドーナツなどと変わらなくなってきています。パンを主食にする問題点はそれだけではありません。菓子パンは、文字通り、お菓子ですが、食パンもどんどんお菓子と同じものになっているのです。

私が小学生のときの学校給食はコッペパンと脱脂粉乳が中心でした。その当時は、食事の後の教室掃除が大変だったものです。パンくずがたくさん落ちるからです。パンを焼くトースターも、こげたパンのくずが底にたくさんたまりました。

今では、食パンを包丁で切っても、食べ終わった後も、テーブルや床が汚れることはほとんどなくなっています。しっとりとしているので、切ってもそれほどパンくずはでません。そのしっとり感の主役はたっぷり含まれている砂糖です。菓子パンという言葉がパンをわかりにくくしているのですが、あんパンやクリームパンだけが菓子パンではありません。食パンそのものが菓子パンになってしまったのです。

たまに、甘い菓子パンやお菓子を食べるというのならわかります。しかし、毎朝、食パンというお菓子を主食にするというのは、いくらなんでもひどすぎるのではないでしょうか。

さらに、食パンにはたくさんの食品添加物が含まれています。パンの包装紙を見ると、「乳化剤・イーストフード・ビタミンC」程度しか書かれていません。ただし、そこに書いてあるマーガリン、植物油、脱脂粉乳、パン酵母などに食品添加物が使われていたとしても、日本の法律では表示する義務はありません。パン屋さんが添加物を使ったわけではないからです。それらに使われているものも含めたら、一体、どのくらいの種類と量の添加物が使われているのか、考えるだけでも気分が悪くなりそうです。

このように言うと反論がくることがあります。「私は、無農薬の国産小麦粉と天然酵母で作られたパンを食べています。食品添加物など含まれていません」、「砂糖だって白砂糖ではなく未精製のものです」。すごい人になると、「サラダの野菜だって無農薬、ドレッシングも無添加」、「卵だって有精卵」、「バターもハムも無添加」という人までいます。一言でいえば、安全洋食と呼ぶべきものでしょう。たしかに、安全性の面から考えたら、市販のパンよりははるかにいいと思います。しかし、副食や飲み物などを考えたら、食事全体が油脂類だらけになることに変わりありません（一一〇ページ〈朝食の和食と洋食献立の油脂の比較〉の表参照）。

いずれにしても、パンを主食にしたら、高脂肪の食生活になることは避けられないのです。朝食にパンが定着してしまうと、昼や夕飯にラーメンやパスタを食べれば、一日中、油脂類だらけの食事になってしまいます。このことを除いて、子どもの肥満や生活習慣病の問題を考えることはできません。

甘い物と「砂糖」は別物

さらに、間食の問題があります。最初に「甘い物」の問題を考えたいと思います。歯医者さんなどが、「虫歯にならないように甘い物をやめましょう、甘い物を減らしましょう」と言うことがあります。あるいは、小児科の先生が「肥満予防のためにも甘い物を減らしましょう」と言います。それは、部分的には正しいことなのですが、明らかに言葉が足りません。そのためにお母さんたちが苦労することになっています。

何しろ、これまで述べてきたように、子どもは甘い物が大好きです。それは、一つも悪いことではありません。いや、悪いどころか、甘い物を好まなければ危険なのです。あらゆる味の中で、甘い味を好むほうが、生きるうえで有利なのです。もし、子どもが甘い味を好まなかったら、母乳も飲んでくれません。離乳食でも、ほんのり甘いおかゆやごはんを食べてはくれないでしょう。幼児のみそ汁に、かぼちゃやさつまいもを入れることが多いのも、お子さんが甘い物を好むからです。おやつに、さつまいもやトウモロコシ、甘栗などを食べさせるのも同じことで、それは、悪いことでも何でもありません。それなのに、甘い物はやめなさい、減らしなさいと言われるのですから、お母さんたちは悩んでしまうことになります。やはり、医療者は言葉が足りないのです。

問題なのは、甘い物ではなく、「砂糖」なのです。もっと正確に言えば、精製された白砂糖やグラニュー糖、あるいは、缶ジュースなどに使われる異性化糖などです。異性化糖というのは、主にトウモロコシを原料に作られる甘味料です。缶ジュースなどには、「ブドウ糖果糖液糖」、あるいは「果糖ブドウ糖液糖」と表示されています。以前は主に清涼飲料水に使われていましたが、原価が安いこともあって、最近はお菓子や食パン、菓子パンなどにも使われるようになっています。

本来、食品というものには、いろいろな栄養素が混在して含まれています。砂糖キビや黒砂糖にも、いろいろな栄養素が含まれています。たとえば、ビタミン、ミネラルだけを見ても、さまざまなものに含まれています。ところが、白砂糖やグラニュー糖、異性果糖などは、ほぼ一〇〇パーセント、糖質しか含まれていません。自然界ではありえない極めて特殊な成分になっています(一三八ページ〈油と砂糖の成分表〉参照)。食品というよりも、薬局の棚に置いたほうがいいようなものなのです。

砂糖を摂取すると麻薬と同じ影響がでる

さつまいもが甘いのは、糖質が含まれているからですが、それは三〇パーセント程度です。かなり甘いぶどうやりんごでも、糖質は二〇パーセント程度しか含まれていません。当たり前のことですが、砂糖は極めて甘いのです。甘い物は安全な食べ物が多く、また空腹を満たしてくれるものであると述べました。だから、子どもたちは、ごはんやさつまいもやトウモロコシなどが大好きです。ところが、砂糖はその五倍も甘いのです。砂糖の入った食品を食べると、いも類や果物とは比較できないほど、幸せを強く感じる可能性が高くなります。

しかも、私たちの脳は、幸福感が大きいと執着しやすくなり、やめられなくなります。そして、もっと欲しくなってしまいます。まるで、アルコールやたばこ、麻薬のような話

白砂糖と油の成分表

	炭水化物	タンパク質	脂質
さといも	31.5	1.2	0.2
豚（バラ）	0.1	14.2	34.6
白砂糖	99.2	(0)	(0)
植物油	0	0	100
ラード	0	0	100

『食品成分表』より

ですが、実際に、砂糖は麻薬と同じように、中毒になることがわかっています。あくまでもネズミ（ラット）の実験ですが、イギリスのプリンストル大学での実験によると、それまで砂糖をたくさん与えていたネズミに、ある一定期間与えないでおいてから、再び与え始めると、砂糖を入手するために労力を惜しまなくなり、以前よりも大量に欲するようになったと言います。しかも、その際の脳を調べると、コカインやモルヒネなどの麻薬やたばこを与えたときと、同じような変化をしたそうです。

最近、メタボ猿が話題になっています。動物園や公園で飼育されている猿に肥満が増加して問題になっています。飼育係の人に話を聞くと、バナナやりんご、みかんなどを食べ過ぎて太ったわけではなく、お客さんが与えたお菓子を食べ過ぎて太ってしまったというのです。動物園に見学にくる人というのは、いくら注意しても、動物にえさを与えたくなる人が多いのだそうです。そのため、砂糖や油脂分の少ないえさを販売して、それを与えてもらうようにしているのだそうです。

ネズミや猿だけではありませんね。お母さん方の中にも、まんじゅうやケーキ、チョコレートなどの甘い菓子がやめられない人がいるのではないでしょうか。私が、「砂糖は甘い麻薬だ」と指摘しなくても、充分に理解されている方もいるでしょう。その影響で、肥満に悩んでいる人もいるかもしれません。

ごはんを腹一杯食べた後に、焼きいもを食べる人の話はめったに聞きません。ただし、いもようかんなら食後に食べられる人はいるでしょう。「砂糖」が入っているからです。スイートポテトなら、二、三個食べられる人もいるかもしれません。スイートポテトには砂糖だけではなく、バターや生クリームも入っているからです。なぜ、バターが入ると食べ過ぎてしまうのかは、後で触れたいと思います。

肥満の人は、ごはんやさつまいも、トウモロコシなどの〝甘い物〟を食べ過ぎて、カロリーオーバーになっているわけではありません。ごはんを食べたあと、食後のデザートに砂糖の入った菓子類を食べて、体重オーバーになっているはずです。

夏、猛暑でごはんが食べにくいとき、手巻ずしやチラシずしを作ることはないでしょうか。すし酢には、砂糖を入れます。そうすると酢の香りも手伝って食欲がでます。もしかしたら、食べ過ぎになってしまうかもしれません。砂糖が含まれた食品はどうしても、食べ過ぎてしまうのです。

ただし、子どもの場合は、きちんとごはんを食べさせれば、お母さんとちがって別バラがありませんから、甘いお菓子はそれほど食べられません。子どもが食後にまんじゅうやようかん、あるいはケーキを食べ過ぎて肥満になることは極めて少ないのです。

本当は恐ろしい清涼飲料水

ところが、同じ砂糖（異性化糖）が入った食品でも、子どもにとっては清涼飲料水（ソフトドリンク）などの、甘い飲み物は別です。最近は、炭酸飲料水や果汁飲料だけではなく、たくさんの種類の飲み物が販売されていますし、乳酸菌飲料なども、商品名がちがうだけで、どれも砂糖水であることに変わりはありません。

これらの清涼飲料水のほとんどが、冷えたものです。とくに、子どもが飲むものには冷たいものしかないと言ってもいいでしょう。ここが問題なのです。甘い味というのは、体温に近づくほど強く感じます。私が子どものころ、焼きみかんというものをやったことがありました。みかんを温めて体温に近づけると甘くて美味しくなるからです。しかし、熱過ぎたり、冷た過ぎると甘味を感じなくなります。したがって、冷えた清涼飲料水にたくさんの砂糖が入っていても、それほど甘くは感じないのです。まんじゅうやようかんなどは、いくらたくさん食べようと思っても、甘さに飽きがきます。ところが、冷えた清涼飲料水は甘さを感じないので、いくらでも飲めるのです。温めた清涼飲料水や溶かしたアイスクリームをどれほど食べられるか、想像しただけでもわかると思います。温かくすると、たっぷり砂糖が入っていることがわかります。商品によっては、甘すぎて食べられたものではないかもしれません。冷えていると、甘さに飽きがこないのでいくらでも飲めてしまうのです。

また、飲料水ですから、咀嚼する必要がありません。一昔前、フレッチャー健康法というのが流行ったことがあります。どんな食べ物でも、食べるときには、五十回、百回と咀嚼して食べようというものです。「咀嚼健康法」と呼ばれることもあります。これを提唱したフレッチャーという人は、大金持ちの時計商で、コックを五人も雇うほどのグルメだったそうです。そのため、四十歳代で体重が百キロにもなっただけではなく、さまざまな症状で悩むことになります。それを解決するために考えだしたのが、咀嚼健康法です。実際に、実行したフレッチャーは、数カ月で三十キロ近く減量できたということで、咀嚼の大切さを、多くの人に知ってもらうために、世界中で講演会を開いて、有名になった健康法なのです。食事の際に、噛む回数を数えることには違和感がありますが、素晴らしい健康法であることはまちがいないでしょう。

食べ物を食べると、消化吸収されて血糖値が上昇します。血糖値が上昇すると、満腹感が起きてきます。そのことで食べすぎを防ぐことにもなります。ところが、噛まないで食べていると、血糖値が上昇する前に次々と食べ物を口にすることになり、いくらでも食べられてしまうことになります。実際に、肥満傾向の人ほど、早食いの習慣があることは、よく知られていることです。その他にも、食べ物をきちんと噛んで食べることの効用は、たくさんあります。

ケチャップごはんや唐揚げ、ハンバーグなど高カロリーで油脂類だらけのお子様ランチには、まんじゅうやケーキはついていません。なぜなら、そんな食事をしてしまったらそれらの甘い菓子類は食べられない可能性が高いからです。しかし、オレンジジュースや乳酸菌飲料は付いています。あるいは、液体ではないにしても、ほとんど噛まなくても食べられるプリンやゼリーが置かれているはずです。まさに、噛む必要のない、甘い液体状のものは満腹になっても食べられるからなのです。

スポーツ・機能性飲料を飲ませてはいけない

コーラなどの炭酸飲料水は子どもの健康によくない、と考えている方が多いと思います。ガブガブ飲ませる親もめったにいないでしょう。ところが、最近は「健康」のためにスポーツ飲料、イオン飲料、アミノ酸飲料などを飲ませてしまう親がいます。それらを、その業界ではまとめて「スポーツ・機能性飲料」と呼んでいます。

小児科にかかると、子どもが脱水症状を起こしたときなどに「スポーツ・機能性飲料」をすすめることがあります。ところが、多くの小児科医が、「普段は飲んではいけない」と指導しないため、「お医者さんがすすめるのだから健康にいいのだろう」と親が解釈をして、日常的に飲ませてしまう場合があります。さらに、赤ちゃんに与える粉ミルクまで、イオン飲料で溶かす人までできてしまいました。

あるいは、スポーツ指導者などでも、スポーツ飲料を飲むことをすすめていることも少なくありません。そのため、日常的に飲んでもいいものだと思ってしまい、常飲する子どもも増加してしまいました。

そういうことが原因となり、めったに虫歯にならないはずの下の前歯に虫歯ができる子どもが増えてきたそうです。歯科の先生方は、それらを哺乳《ほにゅう》びん虫歯（ボトルカリエス）

と呼んでいます。虫歯だけならいいのですが、一歳の子どもに、「スポーツ・機能性飲料」を大量に与えた結果、食事ができなくなり、脚気で死亡する事故も起きています。すべては、「スポーツ・機能性飲料」を健康にいいものだとする誤解が原因になっています。

そのため、小児科医師、小児歯科医師は、平成十八年に「イオン飲料と虫歯に関する考え方」（小児科と小児歯科の検討委員会）というものを発表しました。そこには、次のように書かれています。

乳幼児に対しては、

- 過激な運動や極端に汗をかいたとき以外は、普通に水を与える。
- イオン飲料を水の代わりに使用しない。

当然の結論だと思います。これは、スポーツ飲料やイオン飲料などの話だけではありません。乳酸菌飲料や豆乳飲料、牛乳なども同じです。

液体で熱量をとってしまうと、子どもは中途半端に空腹が満たされてしまい、食事が食べられなくなります。当然のことですが、きちんと食事が食べられないと空腹になるので、お菓子が食べたい、ジュースが飲みたいと騒ぐことになり、その悪循環におちいってしまうことになるのです。

スポーツ選手などの場合も同じでしょう。運動して汗をかいた後に、甘い飲料水を飲んだら、ごはんをしっかりとは食べられなくなってしまいます。きちんとごはんを食べられなければ、運動などできるはずがありません。たまにならいいのでしょうが、年中、こんなことをしていたら、スタミナ不足になってしまうのも当然です。運動が終わった後、水だけを飲んでいれば、空腹になりますから丼飯だって食べられるでしょう。それが、スポーツ選手の食事というものです。

液体は水分を補給するものであって、熱量をとるものではありません。甘いお菓子との付き合い方は、後で述べますが、清涼飲料水は別に考えるべきです。

清涼飲料水ほど恐いものはありません。

「脂肪」が悪いわけではない

私たちは空腹を満たしてくれる食べ物が好きです。したがって、高脂肪、高カロリーの食べ物を好みます。大人は、食べ過ぎると太るのではないかと考えたりしますが、子どもはそんなことは考えません。

甘い物の話と同じで、それらを好むことが悪いわけではありません。食欲の秋になると、サンマやサバ、ブリ、サケなどの魚介類は脂肪がたっぷりのって美味しくなります。あるいは、落花生、くるみ、ごまなどの種実類にも脂肪がたくさん含まれます。秋になると、高脂肪、高カロリーの食べ物が出回るところから、食欲の秋という言葉が生まれたのでしょう。高カロリーのものを嫌い、低カロリーのものばかり食べていたら、生命を維持することができません。それがわかっているから、子どもは野菜類を好まないのです。私たち人間は、野菜を主食にするわけにはいかないのです。

ただし、私たちが子どものころに食べていたのは、ほとんどが食品そのものに含まれる脂肪でした。そのため、高カロリーのものが出回る季節にしか、食べることはできませんでした。

問題は「食用油」が登場したころから始まりました。米や大豆、なたね、トウモロコシなどから精製して製造される油脂類のことです。第三章でも述べましたが、脂肪たっぷりの豚のバラ肉に含まれる脂肪でも三四パーセント、マグロのトロは二〇パーセント、ごまは五四パーセント、落花生は四七パーセントしか含まれていません。ところが、ごまから精製された「ごま油」は一〇〇パーセントが脂肪です。これはごまに限ったことではありません。オリーブ油や、米ぬか油、ラードなど食用油はすべて、脂肪一〇〇パーセントになります。一〇〇パーセントということは、水分も食物繊維も、ビタミンもミネラルも何も含まれていないということです。これも白砂糖の場合と同じで、自然界にはありえない非常に特殊な成分構成となっています。薬品と考えたほうがいいものなのです。

私たちが子どものころは、油脂類は貴重品でした。家で天ぷらを作ったとき、近所の家におすそわけで持っていったことがあります。天ぷらなどめったに食べられなかったのです。現在は極めて安価で入手することが可能になりました。油を使わない日はないと言っていいほど、身近なものになったのです。

どんな料理も美味しくする危険な食用油

油脂類は脂肪一〇〇パーセントなのですから、これさえ使えばどんな料理でも美味しくしてしまいます。美味しくするというよりは、美味しく感じさせると言うべきでしょうか。魔法の調味料と呼んでもいいかも知れません。

私は、数年前、テレビ東京の『トコトンハテナ』(司会・高橋英樹)という番組に出演したことがあります。そのときのテーマは、どうして安い弁当が増えてきたのか、という内容でした。最近は、コンビニなどでも三百円くらいの弁当が増えています。二百八十円などという弁当も見かけることがあります。当然、値段が値段ですから素材にお金をかけるわけにはいきません。それでも、買った人に満足してもらうためにはどうしているのか、という内容でした。そこで私がだした案は、レギュラー出演の女性に内緒でテイッシュペーパーの天ぷらを食べてもらうというものでした。予想通り、「美味しい」と言いながら食べていました。もちろん、テイッシュであることなど気づきません。それが、油脂類の美味しさなのです。

その番組では、もう一つ実験をしました。高級な黒毛和牛と安い輸入牛肉で作ったハンバーグを食べ比べるというものです。安い牛肉には、油脂類を混ぜてあります。それを、司会の高橋英樹さん、レギュラー出演の女性、私で食べたのです。高橋英樹さんは見事に当てました。が、私と女性ははずれました。はずれたというより、その差がまったくわかりませんでした。悔しいので、「所得の差でしょう」とコメントしました。よほど、高級和牛に食べなれていなければ、その差がわかる人などめったにいないと思います。

油脂類というのは、それほど何でも美味しくしてしまうのです。したがって安い弁当は、天ぷら、フライ、マヨケソ（マヨネーズ、ケチャップ、ソース）だらけになります。

しかも、ハンバーグの実験でわかるように、食品に含まれている脂肪も、油脂類に含まれる脂肪もその区別がつかないのです。回転寿司にあるネギトロなども、安い赤身のマグ口に油脂類を入れてあるものがほとんどだと聞きます。もちろん、すべての店がそうだと言ってるわけではありませんが、食べてわかる人はほとんどいないのです。

脂肪をたくさん含んだ、サンマやサバを食べ過ぎることはありません。それらを食べ過ぎて、太った人などいないでしょう。しかも、それらを一年中食べることはできなかったのです。しかし、食用油が容易に入手できる時代になった今は、一年中、高脂肪の食品や料理を口にすることが可能になっています。「食欲の秋」が「食欲の四季」になってしまいました。食べ過ぎるのも当然のことです。

しかも、先に述べたように、副食の揚げ物や炒め物ならまだしも、パン、ラーメン、パスタなど主食さえも油脂類だらけ、高脂肪になってしまいました。大人も子どもも肥満が増えるのは当然です。

最強のお菓子、スナック菓子

もう一つ大きいのは、間食にも油脂類が増えたことです。最大の脅威は、スナック菓子です。スーパーやコンビニにはどれほどの種類があるか、数え切れないほどです。これは、清涼飲料水に匹敵する脅威のお菓子です。二十種類ほどのスナック菓子を購入して、脂肪の量を計算してみました。ほとんどのスナック菓子が、二〇パーセントから四〇パーセント、平均すると三〇パーセントも含まれています。サーロインステーキやマグロの大トロ並みの量です。それだけでも、充分に美味しく感じるはずですが、そこに、砂糖と化学調味料と食塩が使われています。

子どもたちが好む、小麦粉、トウモロコシ、じゃがいもなどの、穀類やいも類が主原料になっていて、それらを油で揚げるのですから、脂肪もたっぷり含まれています。そこに、甘味を感じる砂糖、旨味を感じる化学調味料、塩味を感じる食塩が使われているのです。子どもたちが好まないはずはありません。しかも、砂糖、塩、化学調味料、食用油などは極めて精製された食品なので、これほど舌を満足させるものはありません。脳を喜ばせると言うべきでしょうか。

最強のお菓子と言ってもいいでしょう。他のお菓子とは比べ物になりません。そのため、病みつきになる、食べだしたら、一袋、全部食べ終わるまでとまらなくなる可能性があります。実際、大人でも「スナック菓子が無性に食べたくなる」と言う人がいます。しっかりごはんを食べて満腹になっても、食べられる子どもも珍しくないでしょう。当然ですが、脂肪がこれだけ含まれているのですから、極めて高カロリーの食品です。

子どもがこれに慣れてしまったら、普通のせんべいなどには見向きもしなくなるだろうと思います。いや、むしろ、せんべい屋さんも売り上げを落とさないためには、甘い揚げせんべいばかり販売するようになってしまう可能性があります。

脂肪の満足度が狂ってくる

夕方、そば屋さんに行くと、もりそばで日本酒を飲んでいる人を見かけることがあります。そばを肴《さかな》にしているというのでしょうか。私などは、それでは物足りなくて満足できません。天ざるに日本酒、それにもう一品つまみを頼むと思います。先に述べたように、高齢の人には、マグロの中トロや大トロよりも、赤身を好む人が少なくありません。もりそばで日本酒が飲める人と重なります。

それは、子どものころの食習慣が高齢になっても、残っているからなのでしょう。その方たちが子どものころは、現在ほど高脂肪の食品はありませんでした。あったとしても、特別な「ハレ」の日に食べる程度だったはずです。ラーメンや焼きそばでさえ、くどいと感じるのかもしれません。ファストフードの店に、高齢者がいないのは健康を考えて行かないのではなく、ハンバーガーとフライドポテト、あるいはピザやホットドッグなどは、とてもからだが受けつけないのです。もしかしたら、サラダにマヨネーズやドレッシングでさえ、くどいと感じて敬遠する人もいるかも知れません。それほど、幼児期の食体験というのは、一生の味覚を決めてしまう可能性があるということです。ごはんの副食に、天ぷらやとんかつがあるというのならたいしたことはありません。なにしろ、満腹になるまで食べたとしても、油脂類が使われていないごはんで胃袋を満たすことになるからです。

でも、スナック菓子は、それだけで脂肪が二〇～四〇パーセントもあります。ファストフードに付き物のフライドポテトでさえ、一〇パーセントしか含まれていません。まるで、中身のない天ぷらやフライの衣に砂糖と化学調味料、塩をかけて食べているようなものです。子どものころから、このような高脂肪の食品に慣れてしまったら、普通の食事では満足できなくなってしまう可能性があります。白いごはんでさえ満足できなくなる子どもが誕生するような気がしてなりません。チャーハンやケチャップライスにしないと、美味しいと感じなくなるのではないかと思います。

現実に、コンビニエンスストアに販売されているおにぎりを見ると、鮭マヨならいいほうで、最近はピザおにぎり、オムおにぎり、ハンバーグおにぎり、チャーシューおにぎりなど、非常に高脂肪のものが販売されるようになっています。販売されているということは、売れているということでしょう。もはや、鮭や梅干し、たらこなどでは満足できない人が増えているということです。当然、購入しているのは、若い人がほとんどです。中高年の人はめったに、そのようなおにぎりは買わないでしょう。

私はスナック菓子の影響が非常に大きいと考えています。子どものころから、スナック菓子を食べ続けてきた人は、鮭や梅干のおにぎりでは満足できなくなっているのです。スナック菓子は、お菓子としての問題だけではなく、食事に対する影響も小さくありません。

当然ですが、スナック菓子は極めて高カロリーのお菓子ですから、それらを漫然と食べていると、きちんと食事がとれなくなってしまうことにもなります。

空腹にはごはん、のどの渇きには水

子どもの肥満や小児生活習慣病が大きな問題になっているわけですが、その原因として、食生活の問題が非常に深く関わってきています。しかし、それでは、現在の食生活の何が問題なのかという話になると、極めて情報が混乱しています。あまりにも、現実を知らない人たちの発言が多すぎるからです。

現在でも、「バランスのとれた食生活をしましょう」、「何でも好き嫌いなく食べさせましょう」、「野菜を食べましょう」という話ばかりが聞かれます。これまで述べてきたように、バランスのとれた食生活というのは何でも食べることではありません。子どもに野菜の好き嫌いがあるのは当たり前のことであって、それらの提案は、まちがっているだけではなく、お母さんたちを悩ませ続けてきました。野菜を食べないことが肥満の子どもを増加させたわけではありません。いろいろな食品を食べさせなかったからでもありません。

現在の食生活の問題点は、熱量源の変化にあります。これまでの私たちは、穀類やいも類などに含まれる「でんぷん」で空腹を満たしてきました。この半世紀で、それらが急激に減少して、「砂糖（異性化糖）」や「油脂類」で空腹を満たす機会が急増したのです。

その最大の理由は、ごはん、そば、うどんなど、砂糖や油脂類を含まない「ひらがな主食」が減り、パン、菓子パン、ラーメン、パスタ、ピザ、ハンバーガー、ホットドッグなど、砂糖と油脂類を使った「カタカナ主食」が増えてきたことにあります。もう一つ大きいのはおやつです。私たちが子どものころのおやつは、おにぎりや、焼きいも、干しいも、トウモロコシ、せんべい、あるいは季節の果物などがほとんどでした。いずれも、砂糖や油脂類は使われていません。稀に砂糖が入ったお菓子を食べるとしても、まんじゅうやようかん程度でした。

それが、アイスクリームやクッキー、ケーキ、ドーナツ、チョコレート、プリンなど、砂糖だけではなく、油脂類も含まれたものに代わってきました。その中でも、子どもの健康にとって影響が大きいのは、清涼飲料水とスナック菓子です。

このように言うと、やめなければならないものだらけでどうしたらいいのか、と悩んでしまう方もいるかも知れませんが、決して難しいことではありません。「カタカナ主食」や砂糖や油脂類を使ったお菓子、清涼飲料水などを「やめる」ことや「やめさせる」ことを先に考えるから、難しいのです。詳しくは、最後の章で述べますが。それらをやめさせるよりも、先に、子どもにごはんを腹一杯食べさせてしまえばいいのです。のどが渇いたら、先に、水を飲ませればいいだけのことなのです。それでも、難しいと考えているとしたら、それはお母さんが自分の立場で考えているからで、子どもの性質を考えれば、結構単純なことで解決できるのです。

Q 清涼飲料水はからだによくないので、子どもに一〇〇パーセント果汁のジュースを飲ませています。小学三年生の適量は一日どのくらいかを教えてください。

A **お楽しみとして、たまに飲む程度で充分です。**

お楽しみだとしても、添加物だらけ、砂糖や異性化糖（ブドウ糖果糖液糖）といったようなものが入っている清涼飲料水よりは、一〇〇パーセント果汁のほうがいいと言えます。しかし、子どもの成長ということを考えると、一〇〇パーセント果汁でも、お楽しみとしてたまに飲む程度でちょうどよいのです。

子どもの食べ物は、液体一〇〇パーセントの母乳から、液体（水分）が九〇パーセントの重湯、七〇～八〇パーセントのおかゆ、六〇パーセントのごはんといった具合に、少しずつ液体から固形物へと移行していきます。その間に咀嚼という習慣をつけながら、噛んで食べることによって、だんだんと体力をつけていくのです。それなのに、またここで噛む必要のない液体でカロリーを補給したら逆戻りです。そう考えると、一〇〇パーセント果汁も清涼飲料水と変わらないと言えます。

液体でカロリーをとればごはんを食べなくなる。ごはんを食べなくなれば体力もつきません。液体は水分を補給するものであって、カロリーを補給するものではないということです。

第六章　大人と子どもの食生活はちがう

子どもは野菜嫌いで良い！

ここまで読み進んでくださった方は、いろいろな面で驚いているかも知れませんね。中でも、これまで最大の悩みだったお子さんの偏食、とくに野菜を食べてくれないことで悩んでいた方は、肩の荷がおりたことと思います。基本的に偏食の子どもはいないと考えていいでしょう。

それにも拘わらず、なぜ、子どもに野菜を食べさせろ、ピーマンも工夫して食べさせなさい、というような情報が多いのでしょうか。それは、これまで述べてきたように、子どもにとってのバランスのとれた食生活とは何か、ということをきちんと理解していない提案が多いからです。

もう一つは、栄養学者と呼ばれる人たち、あるいはその教育を受けてきた栄養士のほとんどが、大人と子どもの食事のちがいを理解していないからなのです。子どもの食生活を考えるうえで、一番大切なところがまちがっているのです。洋服で言えば、一番上のボタンをかけちがえているのですから、ずーっと下までずれてしまうのも当然のことです。

そのような情報が多いため、お母さん方も、大人の立場で子どもの食事を考えてしまい、難しくしていることが多いのです。その最たるものが、これまで述べてきた子どもの野菜の好き嫌いですが、その他にもたくさんあります。それらをきちんと点検してみれば、実に取り越し苦労が多いことに気づくでしょう。ここでは、大人と子どもの食事のちがいを考えてみましょう。食生活が難しいのは、私たち大人だけだと気づくことになると思います。

よくある質問の一つに、お子さんの「ムラ食い」があります。「子どもがきちんと食べない」、「うちの子は残してばかりいる」というものです。年齢が低いほど、食べた後の食器を見ると、茶碗にごはんが残っていることがよくあります。むしろ、きれいに食べることのほうが少ないかも知れません。そのため、毎日のように「きちんと食べなさい」、「食べ物を大切にしないと、バチがあたるわよ」と怒っているお母さんもいるかも知れませんね。

なぜ子どもは、きれいに食べないで残すことが多いのでしょうか。これも極めて簡単な話なのです。子どもは、その日の体調と運動量で自分がどこまで食べればいいのかがわかるから、途中でやめているのです。風邪を引いたり、体調が悪いときは、なおさら食べません。夏休みに家族旅行で旅館や民宿に泊まったときのことを思い出してみてください。夕飯は普段よりもご馳走を食べる可能性が高くなります。いつもより食べ過ぎた翌朝、子どもは朝食のおかずにほとんど手をつけません。たいがい、のりでごはんを巻いて、しょうゆをつけて食べる程度になります。旅館の朝食は、家庭に比べておかずが多いので、なおさら食べ残しが目につくのではないでしょうか。

子どもが残した、それらのおかずも、三十分もたてばほとんどなくなっています。誰が食べたかは言うまでもないでしょう。「食べ物を大切にしている」、「残すのはもったいない」と言えば聞こえはいいですが、すでに自分の分の朝食はきちんと食べています。前日の夕飯でも、しっかりご馳走を食べているはずです。それにも拘わらず子どもの残した分まで食べる大人たち。さて、どちらがまともなのでしょうか。

子どもは、体調と運動量で自分がどこまで食べていいかがわかる。
お父さんは、テーブルに並べられた料理は全部食べる。
お母さんは、作った料理はぜったい残さない。

体調や運動量で、食べる量がちがってくるのは当然のことです。ムラがあると言えば、言えるかも知れません。それが自然なことなのです。運動してもしなくても同じように食べる私たち大人のほうがおかしいと思いませんか。一口分でも残す、謙虚なお子さんをほめてあげましょうね。

「三角食べ」など必要なし!

前の章で、「手づかみ食べ」など何の意味もないということを述べました。同じような意味で、「ばっかり食べ」、「三角食べ」というもので悩まされているお母さん方もいます。先に結論を言えば、どうでもいい話だということを述べておきます。いや、そんなことは意識しないに限ります。

「ばっかり食べ」というのは、一つの食べ物ばかり食べることで、これはいけないとされてきました。一方、「三角食べ」は、パンを食べたら牛乳を飲み、おかずを食べる、あるいは、ごはんを食べたら、みそ汁、その次におかずを食べるというもので、「ばっかり食べ」とは全く逆です。それが盛んに推奨された時期があります。さすがに、最近は耳にすることが少なくなっていますが、今でも保健所などで指導している場合があります。〝最近は耳にすることが少なくなってきた〟というのは、「三角食べ」が大きな教育問題を起こしたからです。関東の小学校で、熱心な教員が給食の時間にそれを指導したのです。指導するだけならいいのですが、それがエスカレートして、その順番で食べない子どもを立たせたり、体罰を加えるまでに至ったのです。

これらもまた、「手づかみ食べ」と同じで、小さいうちにきちんと覚えさせることが重要だと言われてきました。

「ばっかり食べ」については、これまで述べてきたように、子どもは自分が何を優先して食べればいいか、それがわかるから偏った食べ方をするに過ぎません。具体的には、ごはんやいも類、あるいは豆類、大豆製品に偏ります。その次が、魚介類や肉類でしょう。手をつけないのは野菜と決まっています。子どもは空腹を満たせるものから順番に食べているに過ぎません。正しい選択をしているにも拘わらず、それをやめさせろというのですから、お母さん方の苦労は絶えません。

「三角食べ」もよけいなお世話です。小さいうちにそんなことは覚えなくてもいいのです。考えてもみてください。ごはんを立て続けに食べて茶碗を空っぽにして、それが終わったら一つのおかずばかり食べて、最後にみそ汁を全部飲み干す――そんな食べ方をしている大人がどこにいるのでしょうか。たぶん、いや、絶対にそんな大人などどこにもいません。幼児期に教わらなくても、皆、成長の過程で覚えることです。いや、覚えるなどという大げさなことではありません。勝手にそうなるものです。にも拘わらず、小さい子どもにそれをさせなさいというのですから、親子いじめ以外の何物でもありません。そのようなどうでもいいことに神経を使うのはやめにしましょう。

子どもにバラエティーのある献立はいらない

保育園や幼稚園の給食についても、とんでもない勘ちがいをしている例が目につきます。よく耳にするのが、栄養士さんたちの「子どもたちのために、バラエティーに富んだ献立を工夫しています」という言葉です。お母さん方の中にも、バラエティーのある献立を作らなければならないと、幼稚園児の弁当作りに悩んでいるという人が少なくありません。

しかし、子どもは、そんなにバラエティーのある献立を望んでいるのでしょうか。夕方、スーパーマーケットで主婦の方が「今晩のおかずは何にしようかしら?」と話しているのを耳にすることがあります。なぜ、毎晩のようにおかずで悩んでいるのでしょうか。それはご主人が帰ってくるからではないでしょうか。もし、二歳、三歳の子どもと自分だけの食事だったら、「昨日と同じでいいか」と考えるのではないでしょうか。手抜きができて楽だとも思うでしょう。責めているのではありません。むしろ、その感覚こそが正しいのです。それでいいのです。それが、子どもの食生活なのです。

何しろ、成長期の子どもは一日中走り回っています。寝ていても、盛んに寝返りをうって動き回っています。一晩眠るごとに成長しているのです。したがって、私たち大人とちがって、空腹なのです。空腹だから、何を食べても美味しいのです。ましてや、二歳や三歳くらいのお子さんなら、昨日と同じおかずだなんてことは何も考えていないでしょう。「胃袋」で食べていると言うべきでしょうか。生きるために懸命に食べているのです。

それに比べて、私たち大人はとうに成長期を過ぎています。特殊な職業でもなければ、走り回っていることもありません。子どものように空腹にはならないのです。だから、すしを食べる際には、わさびがないと美味しくないのです。おでんに辛子がなかったら物足りないのです。そばやうどんには、ねぎや七味唐辛子をかけないと、一味、抜けているように感じるのです。パスタやピザには、タバスコでしょうか。まさに、空腹でない大人には、「食欲増進剤」が必要なのです。だから、それらを薬の味、薬味と呼ぶのです。

また、私たち大人は、器や飾り付けで食欲も変わってきてしまいます。紙コップや紙の皿に盛られた料理では美味しく感じることができません。私たち大人は「目」でも飲んだり食べたりしているからです。健康だけを考えたら、二、三日、同じおかずでも、何の問題もありません。でも、目先を変えないとさびしいのです。

ですから、主婦の方が、夕方に悩むのは、やっかいな大人が帰ってくるからですし、保育園や幼稚園の栄養士さんが、「バラエティーのある献立」で苦労しているのも、職員が一緒に食べるからなのです。成長期の子どもの食生活は簡単。本当は、お母さん方もわかっているはずです。

子どものおやつはお菓子ではなく四回目の食事

保育園にはおやつの時間があります。私が食事のアドバイスをしている保育園では、そのほとんどをおにぎりにしてもらっています。たまに、焼きいもやふかしたさつまいも、季節によってはトウモロコシなどのときもあります。お菓子と名のつくものは、クリスマスや誕生会など特別なときだけにしています。

成長期の子どもは胃が小さいため、一回にたくさんの食べ物を食べられないこともあり、一日三回の食事では空腹を満たすことが難しくなります。そのため、四回目の食事が必要になります。「おやつ」というのは、「八つ刻（やつどき）」という言葉からきています。八つ刻というのは、午後二時から四時の間を言いますが、三時ごろに食べるので、今でも「おさんじ」と呼ぶ人もいます。したがって、おやつという言葉には、お菓子という意味はありません。あくまでも、四回目の食事のことなのです。ただし、四回も食事を作るのは大変なので、簡単な食事、おにぎりでいいわけです。実際に、毎日おにぎりばかりになっても園児は何も言わないで美味しそうに食べています。空腹なのですから、美味しいのは当然でしょう。

ところが、保育園でそれを実施すると、必ず、「おやつが毎日、おにぎりでは子どもがかわいそうだ」という意見がでます。あるいは、父母からも、「おにぎりはおやつじゃない」という意見がでることもあります。お菓子ばかりだしている保育園の園長で、「子どもにはおやつに対するときめきが大切です」などと、意味不明の意見を言う方にも出会ったことがあります。「当園のおやつは、すべて手作りのケーキやクッキーですから添加物などいっさい入っていません」と自信満々の方に会うこともあります。

「毎日おにぎりではかわいそうだ」というのは、ほとんどが女性の保育士さんです。かわいそうなのは子どもではなく、自分なのです。「おにぎりはおやつじゃない」と文句を言ってくるお母さんも、自分にとっておにぎりはおやつではないということです。三時のお菓子にときめいているのも、園児ではなく園長先生です。手作りのケーキやクッキーは園児も喜ぶかも知れませんが、一番楽しみにしているのは職員の人たちなのです。

私だって、人の家に行って、三時ごろに大きなおにぎりなんかだされても食べられません。保育士さんやお母さんたちの気持ちも理解できます。しかし、「おにぎりではかわいそうだ」、などと言ってしまうのは、子どものおやつと自分（大人）のおやつを混同しているからです。むしろ、肥満児が激増している時代、砂糖だらけのお菓子を毎日のように食べさせられてしまう、子どものほうがかわいそうです。

大人のおやつは「心」で食べる

成長期を過ぎ、走り回ってもいない大人におやつは必要ありません。本当に必要なら、子どもたちと同じようにおにぎりだって食べられるはずです。私たちが、おにぎりでも美味しく感じるのは、山登りしたときくらいかも知れません。そんなときは、水筒の水も本当に美味いと感じます。でも、子どもたちには、それが日常なのです。

それでは、大人はどうしておやつを食べるのでしょうか。本来の意味での栄養補給だったら、まったく必要ありません。からだが欲するのではなく、「心」が欲するからと言うべきでしょうか。「口」が寂しいとも言えるかもしれません。あるいは、ストレス解消のためとも言えるでしょう。

アリゾナ医科大学のアンドルー・ワイルは『ナチュラル・マインド――ドラッグと意識に対する新しい見方』（草思社）の中で、「われわれは生まれながらに、ときどき意識を変えてみたいという衝動を持っている」――それは生まれながらであり、正常な衝動だと述べています。

昔から、赤ちゃんのおもちゃにメリーというものがあります。天井にぶら下げてあって、くるくる回っているものです。あるいは、プレイジムというものもあります。マットの上にアーチ型の棒がかかっていて、そこにおもちゃがいくつかぶら下がっているものです。そのおもちゃはゆれるようになっているので、赤ちゃんがそれらを目で追っていたら、目が回るだろうと思いますが赤ちゃんは大好きです。

また、私の子どもが小さいころ、泣きやまないときに、子どもの後ろから脇の下に手を入れて持ち上げ、グルグルと振り回したことがあります。子どもは「キャー」、「いやー」、「やめてー」と叫びますが、終わると「もう一回」とねだられることになります。何回もしていて、私のほうが気持ち悪くなりました。終わった後、子どもを立たせるとふらふらしています。今、考えると、後ろ姿は酔っぱらいおやじにそっくりです。

フラフープ、ジャングルジム、ブランコ、すべり台、あるいは遊園地のメリーゴーラウンドやジェットコースターなど、私たち大人はやりすぎると気持ち悪くなったりします。子どもたちは気持ちがいいから一日中やっているのですが、それはアンドルー・ワイルの言う、意識を変えてみたいという衝動からきているのでしょう。

それらの遊びはまだいいのですが、時々、困った遊びが流行することがあります。いわゆる、「失神遊び」といわれるものです。数年前にも、都内の中学校で壁に頭をぶつけてけがをする事故が起きています。そんなけがは年中あることですが、問題なのはけがをした本人が、友達に頭をぶつけてもらったことです。意識がもうろうとして気持ちがいいのでしょう。強烈なのは、「首絞め遊び」です。友達に首や胸を圧迫してもらい、意識が薄れていく感覚を楽しむものです。当然、やりすぎれば死ぬこともあります。実際に、けがや死亡事故が起きています。

また、私は子どものころ、トラックの後ろから出る黒い排気ガスが好きでした。あのにおいが好きで、坂道を登っていくトラックを追いかけていったこともあります。今、考えてみると、ガスを吸い込んで気持ち良くなっていたということなのでしょう。危険なことをしていたものです。

このように考えてくると、アンドルー・ワイルが指摘するように、私たち人間は生まれつき、意識を変えたいという欲望があると考えるほうが自然なのでしょう。

大人の三大ドラッグ「酒」「たばこ」「コーヒー」

「意識を変えたい」、「忘れたい」、あるいは、「ストレスを解消したい」とき、私たち大人はブランコやすべり台を与えられてもどうにもなりません。そのようなときは、からだに悪いもの、まさに「毒」が効くのです。毒も使いようによっては、「薬」にもなります。大きな意味では、麻薬（ドラッグ）と呼ぶべきでしょう。コカイン、モルヒネなどは明らかに麻薬ですが、今でも薬として使われています。当然ですが、医療機関以外で使ったら、逮捕されてしまいます。最近も芸能人の女性タレントが覚せい剤で逮捕されていますが、「やると疲れがとれた」とコメントしています。実際、少し前まで、覚せい剤は薬として扱われていたものですから、疲労回復できたことも事実なのでしょう。だから、やっかいなのです。

現在の私たちにとっての三大麻薬は、アルコール、ニコチン、カフェインだと思います。どんな種類のものがあるのか、アルコールやニコチンについては、説明はいらないでしょう。アルコールも昔は、薬として使用されていました。その当時の文献を見ると、薬効としてさまざまなことが書かれていますが、「血行を良くする」というのが目立ちます。言われなくても、納得です。私などビール一杯で、顔が真っ赤になるほど血行が良くなります。血行が良くなったというべきかどうかは、やや疑問ですが。タバコがヨーロッパに渡ってきたとき、いくつかの国ではそれを撲滅するために、使用者を死刑にしていたことがあります。しかし、まもなくして認められ、効率的に仕事をするために奨励された時期もあります。あるいは、万能薬として販売されていたことさえあります。

カフェインを含むものとしては、コーヒーやお茶があります。十七世紀にコーヒーがヨーロッパに入ってきた当時、ローマ教会はこれを悪魔の薬物であると反対しました。しかし、またたく間にコーヒーは嗜好品として普及し、ヨーロッパ中の人が、そのとりこになってしまったのです。今や、私たち日本人も同じ状況になっています。

お茶も、中国から日本に伝わった当時は、薬として利用されていました。その名残なのでしょう。今でも、お茶を飲む際には「一服する」と言います。ついでに、タバコも「一服する」と言います。同じですね。

子どもにはそれがわかるのでしょう。お茶も子どもにとっては、耐えられない苦味、渋味を感じるものだと思います。緑色のお茶は好みません。緑色のピーマンやにがうりを好まないのと同じことです。私自身は、こよなくビールを愛しています。説明するまでもなく、アルコールが入っています。それに、ホップも入っています。ホップには特有の苦味があります。そこには、第二章でも述べた、ルブリンというアルカロイドが含まれています。アルコールとホップの苦味が、私を幸せにしてくれるのです。からだに良くないことはわかっているのですが、わかっちゃいるけどやめられないのです。

私たち大人は「微量」の毒を楽しんでいるわけですが、子どもはアルコールもタバコもコーヒーも飲みません。毒であることがわかるのでしょう。

「砂糖」の入ったお菓子は大人の四番目のドラッグ

では、アルコールもタバコもやらない人はどうしているのでしょうか。その場合は、たいがい甘いお菓子が恋人になっていることが多いのです。第五章でも述べましたが、正確に言えば、甘い物ではなく「砂糖」の入ったお菓子類が人を幸せにしてくれるのです。

私は医療機関でたくさんの患者さんの食生活を見ていますが、アルコールも飲まない、タバコも吸わない、甘い菓子類も食べないという人はほとんどいません。いたとしても、恐らく三百人に一人くらいだろうと思います。大酒飲みで、ヘビースモーカーの人は、あまり甘い菓子類に関心がありません。そのような人が、病院に入院すると、晩酌はできないし、タバコも吸いにくくなります。そうなると、甘い菓子類や果物を食べだすことが多くなります。

最近、企業には「置き菓子」があるところが増えていると言います。なぜ、そのようなものが置かれるようになったのでしょうか。一つには、昼食から夕飯までの時間が長くなり、一時の小腹を満たす必要がでてきたためでもあります。もう一つは、タバコを吸いながら仕事をすることが難しくなっていることもあるでしょう。コンビニにも、男性用スイーツコーナーができたところがあります。これも、禁煙運動の影響が大きいと思っています。電車であめをなめている中年男性が目につくのも同じような気がしてなりません。「分煙」をしないで、「全面禁煙」を実施した企業では、肥満や糖尿病の従業員が増えてしまう可能性が高くなります。そのような企業に限って、メタボ対策にも熱心です。どのように考えても矛盾しています。

甘い物に目のない女性で、まんじゅうやようかんがやめられない、という人はそれほど多くはありません。それに比べると脂肪をたっぷり含んだケーキやアイスクリームなどの洋菓子がやめられない人はたくさんいます。その中でも、最もやめにくいのがチョコレートでしょう。

なぜ、チョコレートをやめられない人が多いのか。数千年前、メソアメリカと呼ばれる中南米地域一帯に栄えたオルメカ、マヤ、アステカなどで、薬として飲用されていたのが「飲むチョコレート」の始まりだと言われています。チョコレートはまさに薬そのものだったのです。

ヨーロッパにチョコレートを伝えたといわれているスペイン人のエルナン・コルテスは国王に次のような手紙を書いています。「聖なる飲み物が抵抗力を高め疲労を回復し、何も食べずに一日中行軍することができます」。当時から、チョコレートが気分を高めたり高揚感をもたらす、興奮剤としての役割があることがわかっていて、兵士の士気を高めるために飲ませていたらしいのです。軍隊でタバコが配給されたのと同じことです。

やがて、スペイン人がそこに砂糖を入れて飲むようになります。その後、さまざまな製法が発展してカカオマス、ココアバター、砂糖を混ぜ合わせて固形にした、現在のチョコレートが誕生しました。

チョコレートが好まれる理由の一つは、テオブロミンという成分にあると言われています。これも有毒なアルカロイドの一種です。これが中枢神経に働くことによって、幸福感をもたらしてくれるようです。人間には快感をもたらすこともありますが、これをうまく消化できない動物は、健康を害することがあります。犬や猫にチョコレートを食べさせると、嘔吐や下痢、けいれん、ひどい場合は心不全で亡くなることもあると言います。「チョコレート中毒」は獣医さんの間では常識なのだそうです。人間でチョコレートを食べて死んだ人の話は聞きませんが、やはり、犬や猫と同じように中毒になっている人は少なくありません。まさに、アルコールやタバコとまったく同じことです。したがって、子どもが甘くないビターなチョコレートを好むことはありません。

「砂糖」という甘い麻薬は心を蝕《むしば》む

これまで述べてきたように、子どもは甘い物が大好きです。したがって、ほんのり甘いごはんや焼きいも、干しいも、トウモロコシ、スイカなどを好みます。ところが、アルコールやタバコをやらないような、甘い物好きの人を幸せにしてくれるのは、そういった自然の甘味ではなく、砂糖の入ったお菓子なのです。先に述べた、「おやつにはときめきが必要だ」と言う保育園の園長のような人は、自分がときめいているということなのでしょう。そこを勘ちがいしていて、「子どもにも甘いお菓子を食べさせないのはかわいそう」、あるいは、「子ども喜ぶから」、という理由でおやつにお菓子をだしてしまうことになるのです。

甘いお菓子を食べたとき、ほっとしたり、疲れがとれたような気がすることがあります。あるいは、幸せな気分になる方もいるでしょう。甘いお菓子を食べて、美味しいうちはいいのですが、幸せを感じるようになるとやめることは難しくなります。まさに、お口の友達を越えて、恋人になってしまっています。アルコールやタバコ、コーヒーを好む人とまったく変わりません。明らかに小さな麻薬です。とりすぎれば、虫歯や肥満になるだけではなく、精神的な面にも影響がでる可能性があります。アルコールやタバコを好む人は、急にやめたら、イライラすることがあります。コーヒーも同じでしょう。人によっては、カフェイン禁断頭痛と呼ばれる禁断症状が現れることがあります。二十四時間、コーヒーを飲まないと、偏頭痛のような症状が現れ、飲むと三十分くらいで治ります。そのため、毎日、常飲するようになってしまうのです。

甘いお菓子を食べないと、それと同じような症状がでるお母さんもいるのではないでしょうか。明らかに、精神面への影響は小さくないということです。

精神面への影響は、血液を調べても血圧を測ってもわかりません。それゆえに、逆に恐いのです。実際に、その悪影響がでている子どももいると思います。そのことは、私の尊敬する元岩手大学の教育学者であり同大学名誉教授の大沢博先生が、かなり前から指摘していました。その指摘に対して、多くの教育学者や心理学者、あるいは精神科の医師が否定していたことがあります。しかし、今はどうでしょうか。「食事でキレル」という言葉は普通に耳にするようになっています。残念ですが、大沢先生の指摘が〝論より証拠〟になってしまったのです。

時々、私の著作物に対して、読者の方々から手紙をいただくことがあります。その中で、「食事を変えたら、落ち着きがでてきて成績が良くなった」というものも少なくありません。それくらい、食事、とくに甘い砂糖の影響が子どもの精神面にでているということなのです。

甘い麻薬は大人になってから

私はビールが大好きですが、その味を親から教えられたわけではありません。これは自業自得です。いばって言っているわけではありません、自己を正当化するつもりもありません。いつの間にか、勝手に出会い、愛し合うようになり、別れがたくなってしまいました。飲まないとイライラするほどではありませんが、ないと無性に寂しくなります。タバコやコーヒーを好む人も、たいがい自分で覚えたのであって、親から教えられたわけではないでしょう。私と同じ、自業自得です。しかも、私のビールもそうですが、成長期に覚えたわけではありません。アルコールやタバコ、コーヒーや緑茶もからだができ上がってから、大人になってから覚えたはずです。

甘いお菓子もこれまでは同じでした。私のような五十代、あるいはそれ以上の年齢の方は、そんなものは成長期にはほとんど食べられませんでした。覚えたのは、大人になってからです。私が子どものころは、ケーキなどの洋菓子は年に数回しか食べられないものでした。したがって、食べ過ぎに注意する必要もありませんでした。私たちの親は、子育ても楽だったと思います。

今は、毎日でもお菓子を食べられる豊かな時代になっています。子どもたちも大人になってから、お菓子の味を自分で覚えたのだったら仕方ないでしょう。しかし、物心ついたときには、すでにやめられない、止まらないという状態に、大人がしてしまってはまずいと思います。五十代でビールを飲むのと、三歳、四歳で飲むのでは、からだに対する影響もまったくちがいます。タバコや甘いお菓子もそれと同じことです。

時々、「子どもに甘いお菓子を慣れさせてしまったのですが、どうしたらいいでしょうか」という質問を受けることがあります。そういうときは逆に、「お子さんは何歳ですか?」と聞くことにしています。中には、二歳、三歳で甘いお菓子を覚えさせてしまった方もいます。その年齢だったら、悩むことはないと答えます。これが中学生や高校生になると、話は複雑です。もはや、お母さんと変わりません。やめることは非常に難しくなります。やめることよりも、上手に付き合うことをすすめざるを得なくなります。

しかし、幼児期だったら話は別です。親が与えなければ食べません。小遣いもないし、自分で買ってくることもありません。友達と外で食べることもないでしょう。お母さんがきちんとするべきなのです。もしかしたら、甘いお菓子を与えないと、泣いて騒ぐお子さんもいるかも知れません。やや、厳しい言い方ですが、それを教えてしまったのはお母さんです。お父さんの場合もあるでしょう。ご両親のせいなのです。将来、子どもが泣くことになるよりは、今、両親が泣くしかないと思います。なにしろ、大きくなってからでは友達の家にも行くし、自分でも買うようになります。町中、砂糖の洪水だらけの中を育っていくのです。今なら、歯止めがききます。いずれにしても、子どものおやつと大人のおやつはまったくちがうことは理解してください。

子どものおやつはおにぎりが最適

このように述べてくると、こうした提案を厳しいと考える方もいるかも知れませんね。

しかし、お母さんには厳しいかも知れませんが、子どものおやつを見直すことは、決して難しいことではありません。

都内の保育園で、素晴らしいおやつの与え方を見たことがあります。なんと、おやつの時間がないのです。遊戯室というのでしょうか、子どもが遊んでいる部屋の隅のほうに、炊飯ジャーと塩、水、横にはタオルがぶら下がっています。

ご想像通りです。園児がおにぎりを食べたくなったら、保育士さんのところにかけ寄ってきます。そのつど保育士さんは手を洗って、おにぎりをにぎって食べさせているのです。食べにくる時間はバラバラになるでしょう。もしかしたら、その日は食べにこない子どももいるかも知れません。空腹になった子どもだけが食べにくるのですから、おにぎりではいやだ、などという子どもはいません。保育士さんは、大変でしょうが、素晴らしいものを見せてもらいました。

子どもが空腹になる時間は、バラバラなのが当然です。それにも拘わらず、同じ時間におにぎりを与えようとしたら、食べられない子どもだってでてくるのは当たり前のことです。「おにぎりではいやだ」という子どもは、空腹ではないからです。子どもも私たち大人と同じだということです。ところが、これまで述べてきたように、砂糖や油脂類だらけのお菓子は空腹でなくても食べられるのです。満腹でも、お菓子は入ります。ましてや、清涼飲料水やスナック菓子は簡単に食べられます。説明するまでもなく、「別バラ」に入るのです。

保育園のおやつは集団給食ですから、空腹な子ども、空腹ではない子どものことを考えながら、おやつをだそうとするのは大変でしょう。空腹でない子どもにも食べさせようとするから、お菓子になってしまうのです。ましてや、とうに成長期をすぎた職員の「顔」を見たら（意見を聞いたら）、なおさらお菓子になってしまうでしょう。それに比べて、おにぎりをだす保育園は立派だと思います。

ただし、家庭は集団給食ではありません。子どもの空腹を考えながら、おやつをだすことが可能です。「お母さん、お腹すいた」と言ってくるのを待てばいいのです。当然、喜んでおにぎりを食べるはずです。それにも拘わらず、時間で与えてしまうから難しくなってしまうのです。空腹のときは、おにぎりを喜び、空腹でないときは「おにぎりじゃいやだ。お菓子が食べたい」となるのが当然です。

砂糖の入ったお菓子をどれだけ厳しく制限するか、という前に、空腹の際におにぎりを食べさせればいいだけの話です。大人とちがって、子どものおやつはそんなに難しい話ではありません。ちなみに、私が保育園のアドバイスをする際には、職員の控え室に必ずお菓子を置くことをすすめています。そうすると、園児におにぎりをだしても、「子どもがかわいそうだ」という言葉はまったく聞かれなくなります。

私だって、夕方に麦茶なんか飲みたくありません。麦茶の上に、泡が欲しいのです。難しいのはすべて大人だけなのです。

いかがでしょうか。お子さんの食事を見直すことは簡単だということを理解していただけましたか。常に空腹である子どもの食事は、堂々と手を抜きましょう。それが、お子さんの健康のためなのです。

Q 六歳半の子どもがいます。ある本を読んでいたら「玄米さえ食べていれば肉、魚などの動物性食品はいっさいいらない、動物性食品を食べると体に毒素を残す」と書かれていましたが本当でしょうか。玄米さえ食べていれば大丈夫ですか。

A **動物性食品をいっさいとらないなんてことは、とてもすすめられません。**

現代の食事は、確かに肉・卵・牛乳・魚など動物性食品が多すぎます。そして、そのことによる病気が増えたことも確かです。

そういう時代の中で、反動として菜食主義というものがでてきました。菜食を始めた最初のころはとても体調が良くなります。太っている人は痩せてくるし、便通などものすごく良くなり、便のにおいもなくなってきます。

でも普通は、食事会や忘年会、誕生日会やクリスマスなど、人と一緒に食事をする中で肉などを食べる機会もあり、ほどほどの菜食になります。それで調子がいいのです。

ところが中には、これは素晴らしいということで菜食主義が思想になってしまう人がいて、動物性のものはいっさい食べなくなってしまうというケースがあります。そうなると、落ちなくてもいいレベルまで体重が落ちてしまい、それからは人の助言も耳に入らなくなっていきます。その結果、命を落とした人もたくさんいるのです。

小さい子どもの場合は、親が与える食事がすべてです。子どもに動物性食品をいっさい与えなければ、発育も不良となり、命を奪うことにもなりかねません。

日本人は、長い間、魚など動物性食品も食べて、ずっと生きてきました。ですから、動物性食品をいっさいとらないなんてことは、とてもすすめられません。血を汚すとか、毒素がたまるとか、そのようなことはないのです。極端な考えは危険です。冷静になって判断をしてほしいと思います。

第七章 見直したい子どもの食生活

本当に大切なことは誰でもできる

現代社会の中で、食生活を見直すことはけっして簡単なことではありません。時間的にも経済的にも、社会的にも限界があります。だとすれば、手を抜くことができない大切な部分（土台）には時間もお金もかけ、どうでもいい小さな部分は手を抜くという方法が現実的です。

食生活を見直すということは、家を建てることと似ています。家には土台や柱、屋根があります。内装のジュータンやカーテンも大切ですが、極端に言ってしまえば、これはなくても生活できるものです。しかし、土台や柱は手を抜くことはできません。それと同じことなのです。

食生活にもはっきりとした優先順位があります。これを逆にしてしまうと、手間もかかり、お金もかかり、大変面倒なことになります。母親の中には、子どもの食生活に対して、非常に神経質になったり、疲れている人がいますが、そのような場合、たいがいは優先順位がまちがっています。はっきり言えば、どうでもいい小さな問題で苦労している場合がほとんどです。

それは、お母さん方が悪いのではありません。これまで述べてきたように、世の中に流れている情報がおかしいのです。

以下、具体的な提案をさせていただきますが、大切な順番に書いてあります。とくに、幼児期の子どもの場合には最初の五つが非常に大切になります。この五つまでを見直せられれば、食生活の問題の七〇パーセントまでは解決したと言ってもいいでしょう。

しかもこの大切な五カ条は、料理が上手か苦手かなどほとんど関係ありません。お金がかかることでもありません。子どもたちに何かを無理強いしたり、我慢させることもほとんど必要ありません。

まずは、七十点を目指してみましょう。七十点なら誰でも実行できるはずです。それが可能になったら、百点を目指すことをおすすめします。

食生活改善の十カ条

〈七十点を目指す食生活〉

①しっかり、外遊びをさせよう
②子どもの飲み物は水、麦茶、番茶
③朝ごはんをしっかり食べさせる
④子どものおやつは食事と考える
⑤「カタカナ主食」は日曜日

①しっかり、外遊びをさせよう

空腹は最大の調味料です。しっかり外遊びをさせて空腹にさせておけば、子どもはどんな食べ物でも美味しく食べます。昨日と同じおかずだろうが、文句も言いません。おにぎりがおやつでも、美味しそうに食べるでしょう。逆に、しっかり遊ばせなければ、私たち大人と同じで、「目」で満足させなければならなくなります。日々、目先を変えた料理を作らなければならなくなってしまいます。おやつも、おにぎりでは満足できなくなり、お菓子ばかり欲するようになってしまいます。

しっかり遊ばせて空腹にすれば、それだけで食生活はかなり良くなります。

②子どもの飲み物は水、麦茶、番茶

成長期の子どもは、代謝が激しい（水分の入れ替えが大きい）ため、水分欲求が大きいのが特徴です。したがって、飲み物の選択は最も大切なことになります。

飲み物は水分を補給するものであって、熱量（カロリー）をとるものではありません。飲み物で熱量をとってしまうと、きちんとした食事が入らなくなってしまいます。ただし、液体で胃袋をごまかしても、きちんと食事（固形物）をとらないと、腹もちが良くありません。すぐに空腹になってしまい、少し遊んだだけで、「お菓子が欲しい。ジュースが飲みたい」とねだられることになり、悪循環になってしまいます。

飲み物は、水、麦茶、番茶など、熱量のないものにしましょう。牛乳や豆乳、一〇〇パーセント果汁などもできる限り飲ませないようにしましょう。

③朝ごはんをしっかり食べさせる

朝食は必ず「ごはんとみそ汁」を食べさせてください。いそがしい場合は、前の晩のごはんとみそ汁を温め直せば充分です。副食は焼きのり、納豆、佃煮、梅干、ふりかけなど、常備食を利用しましょう。食事を作る時間、食べる時間がないときはパンでも仕方ありません。食べさせないよりはいいでしょう。ただし、パンはお菓子を食べさせているようなものです。常食は好ましくありません。

若いお母さんの中には、和食は面倒で難しいと考えている方が少なくありませんが、それはテレビの料理番組や出版物の影響が大きいのだと思います。和食をすすめた出版物を見ると、「ハレ」と「ケ」を混同しているものがほとんどです。「ハレ」というのは、晴れ着のハレのことです。晴れ着は特別なときに着るもので、普段着るものとはちがいます。それと同じで、朝から茶碗蒸しを作ったり、鯛でも焼かなければならないように思わせる和食の情報が多いのです。あんなテレビ番組や本を見たら、だれでも和食は難しいと思ってしまうのは当然です。

あわただしい朝、お母さんたちを助けてくれるのが常備食です。野菜の常備食にはいうまでもなく、漬け物があります。その他、佃煮やふりかけなど。海藻では焼きのりや佃煮、豆類は納豆、煮豆など、魚介類ではこうなごやアミの佃煮などがあります。幼児期のお子さんは、朝からいろいろな種類の副食など欲していないのですからなおさら簡単でいいのです。

④子どものおやつは食事と考える

おやつという言葉には、お菓子を食べるという意味はありません。子どもの小さな胃袋では、成長や運動量に見合うだけの食事を三回でとることができないため、それをおぎなうための、あくまでも四回目の食事をすることがおやつです。ただし、お母さんも三食以外に食事を作るのは大変ですから、そこは手を抜いた食事にすればいいわけです。

それには、なんといっても、おにぎりと水が一番です。おにぎりなら、おかずがなくても食べられるし、お金も手間もかかりません。食品添加物の心配もいらないのです。しかも、おにぎりなら、しっかりと満腹になるため、後を引きません。その点、お菓子やジュースなどは腹持ちが悪いので、ダラダラと始終、食べ続けることになってしまいます。おにぎり以外なら、うどん、そば、さつまいも、トウモロコシ、せんべいなど「穀類」、「いも類」を中心にしましょう。砂糖の入ったお菓子や油脂類の多いお菓子は極力ひかえたいも

子どものおやつ

おすすめ	おにぎり、水、麦茶、ほうじ茶 もち、うどん、そば、さつまいも、じゃがいも、トウモロコシ、せんべい（塩味、しょうゆ味）
ややおすすめ	栗、甘栗、くるみ、いり豆、ぎんなん、松の実
たまには	季節のくだもの、ドライフルーツ、緑茶
まれにしましょう	和菓子（まんじゅう、アメ、ガムなど）
特別な日のお楽しみ	洋菓子（ケーキ、クッキー、アイスクリームなど）、せんべい（揚げ）
買わないようにしましょう	スナック菓子、清涼飲料水、炭酸飲料水、乳酸菌飲料、スポーツ飲料

のです。スナック菓子と清涼飲料水は買わないようにしてください。

母親の中には、一生懸命に手作りのお菓子などを焼いている人もいます。市販の添加物だらけのお菓子に比べれば、たまにはそういうお菓子もいいかも知れません。しかし、最初にお菓子ありきというのは大きなまちがいです。

⑤「カタカナ主食」は日曜日

子どもの健康にとって、最大の問題は、ふだんの食生活に砂糖（異性化糖）と油脂類を摂取する機会があまりにも増えたことです。その原因としては、パン、菓子パン、ラーメン、パスタ、ピザ、ハンバーガー、シリアルなどの「カタカナ主食」が増えたことがあります。また、これらを主食にすると、副食も砂糖や油脂類だらけになります。やはり、「カタカナ主食」の常食は避けたいものです。たとえば、外出したときのお楽しみ、あるいは日曜日のみなど、特別な日だけにしたいものです。せいぜい、週に二、三回くらいが適当でしょう。

〈百点を目指す食生活〉

ここからは、副食を中心とした提案になります。子どもというよりも、大人のための食事になります。副食の献立は、子どもを意識して作らなくてもかまいません。子どもに副食を食べさせることばかり考えると、野菜などは季節感がなくなってしまいます。料理法についても、油や砂糖、マヨケソ（マヨネーズ・ケチャップ・ソース）を使ったものだらけになります。毎日がお子様ランチのようになってしまうのです。ですから副食は大人が食べたいものを優先して作りましょう。以下の副食の中で、子どもも一緒に食べられるものがあれば食べさせる。その程度に考えましょう。

⑥副食は野菜、海藻類中心

副食は季節の野菜、海藻、いも類などを中心にしましょう。野菜の選び方についても、難しく考えることはありません。日本という国は、四方を海に囲まれ、規則正しく季節がめぐってきます。そのため、自然には年間を通して美しい変化があり、それぞれの季節に「旬」の食べ物があります。こんなに恵まれた国はありません。

暖かくなればその季節の野菜がとれ、寒くなればその季節の野菜がとれます。私たち人間も植物と同じ気候風土、季節の中で生きています。あえて、それに逆らう必要はないのです。野菜は季節の物を食べるのが一番です。難しい理屈などいりません。

昔から「春は苦いものを食べよ」という言葉があります。おおまかにいえば、春はたけのこ、セリ、うど、ふき、わらび、ぜんまいなど、どちらかといえば、アクが強く緑の濃い野菜が多くなります。生で食べる野菜は多くありません。

夏は汗をかく季節です。うり、きゅうり、トマト、すいか、とうがんなど、水分が多く、生で食べたほうが美味しい野菜が多くなります。

秋は、米、麦、いも類、ぎんなん、くるみ、きのこなどがとれます。どちらかといえば、熱量（エネルギー）が高いものが多くなります。まさに、食欲の秋、冬にそなえてエネルギーをたくわえなさいということなのです。

冬は、れんこん、ごぼう、だいこん、ねぎ、里いもなど、根のものが多くなります。火を通さなければ食べられないものが多くなります。寒い冬はそれでいいのです。

自然は実にうまくできているものだと思います。そして、季節のものを食べるほうが経済的です。ただし、子どもは春野菜などは好まない傾向にあります。せりやうどの好きな子どもはめったにいません。それでも家族の食卓には、季節の野菜を並べるようにしましょう。お子さんにはごはんを中心に食べさせればいいのです。親がせりのごま和えや菜の花の辛子和え、うどの酢みそ和えをおいしそうに食べている姿を見せることです。そのことが、いずれは子どもが春野菜を食べることにつながります。親が食べないものは、子どもも食べたいとは思わないものです。料理法としては、揚げ物や炒め物、サラダよりも、煮物、和え物、お浸しを中心にしたいものです。

⑦動物性食品は魚介類中心

動物性の食品は肉類よりも魚介類をおすすめします。魚介類の選び方についても、野菜と同じで難しく考える必要はありません。とくに、栄養素は考えないことです。思いだしてください。かつて、イカ、タコ、エビなどは「コレステロールが多く含まれているので、食べ過ぎに注意しましょう」とよく言われたものです。最近は、イカ、タコなどは「タウリンが多く含まれるのでコレステロールを抑制する」と言われています。こんな情報に振り回されていると疲れるだけです。

しいていえば、魚介類は安いほうがいいでしょう。養殖魚の場合は、抗生物質などの心配があります。しかし、もとがとれない安い魚は養殖しないため、薬づけになっている心配がほとんどありません。ただし、家族で肉が好きな人がいる場合などは、魚介類にこだわる必要はありません。副食の影響はそれほど大きくありません。

⑧米は未精製のものを食べたい

今は、砂糖や油脂類の過剰時代。それらが入らない白いごはんほど素晴らしい主食はありません。ただし、やや白過ぎるのも事実です。可能であれば未精製のごはんをおすすめします。もみがらだけをとった、ぬかのついた状態のものが玄米。少し精製したものが三分づき、もう少し精製したものが五分づき、七分づきになります。数字が大きくなるほど、白くなります。

玄米は、普段食べ過ぎているような人にはピッタリです。よく噛まなければのどを通りませんから、ダイエット向きです。ただし、胃腸の弱い人にはすすめられません。お子さんの場合も、合わないときがあるので注意してください。また、一般の電気炊飯器は美味しく炊くのが難しいのが欠点です。

七分づきは、かなり白いので食べやすいのが良い点です。おすすめは五分づきです。比較的白いため食べやすく、ある程度、胚芽やぬかに栄養素が残っています。胚芽米も七分づきと同じと考えていいでしょう。

三、五、七分づき、胚芽米、いずれも電気炊飯器で炊くことができます。どうしても白米でなければ、という場合には、麦や雑穀（あわ・きびなど）を入れて食べるのも大変に良いことです。どれを選ぶにしても、家族全員で食べやすいものを選ぶようにしましょう。あくまでも八番目ですから、あまりこだわらず、家族間でもめないように注意しましょう。

⑨食品の安全性にも配慮したい

神経質にならない程度に食品の安全性にも配慮したいものです。ただし、八番目までを、見直してから考えるのが順番です。毎朝、パンにマーガリン、ハムエッグ、サラダにドレッシングをかけながら、食品添加物を意識したら、ノイローゼになるか、大変な労力とお金がかかることになります。ごはん、野菜（海藻）、豆類、魚介類中心の食生活をすれば、その時点で食品添加物などの心配は少なくなります。そのうえで、無理のない範囲で食品の安全性にも配慮しましょう。可能であれば、一番に見直したいのは、毎日食べる常備食です。漬け物、焼きのり、佃煮、煮豆などです。次に見直したいのは、あらゆる料理に使う、調味料でしょう。

⑩食事は楽しく

これまで述べてきたように、食生活において、私たち大人が子どもを叱れるようなことなど、ほとんどありません。これまで、お子さんに対して、「○○しなさい」、「○○をしちゃだめよ」、「○○も食べなきゃダメよ」などと叱っていた内容を考えてみてください。本当に、叱らなければならないことなのでしょうか。真剣に考えると、ほとんどの場合、お子さんが叱られる理由はありません。

お子さんにとって、食事は最大の楽しみです。それにも拘わらず、食事の場がいつも叱られる場になってしまっていては楽しくなくなってしまいます。子どもを叱りたくなったら、鏡をのぞいてみましょう。たいがい、問題は私たち大人のほうにあります。

楽しい食卓を心がけましょう。できれば、テレビは消して、家族で一日のできごとを話し合いながら食べることをおすすめします。

Q 子どもを連れて外食をせざるを得ないときがあります。その際はどのようなものを選べば良いのでしょうか。

A **今や外食は、上手く選ばなければ「害食」になりかねません。**

かつて外食というのは、家庭の食事の延長でした。ところが近年では、だんだんと楽しみのための食事となってしまいました。楽しみが悪いわけではありませんが、度を越してしまい、あまりにも家庭の食事からかけはなれたものになってしまったのです。

外食産業の場では、なるべく手をかけずに早くおいしい料理をだそうとするので、揚げ物や炒め物など油だらけのメニューになり、マヨネーズ、ケチャップ、ソースも多用することになります。なので、たまの外食は別にして、頻繁に外食をするようであれば、やはり注意が必要です。

ただ、最近の傾向として、外食産業全体が無国籍で油脂類たっぷりの食事をだすのに飽きてきているようで、ファミリーレストランのメニューなどにも和風のものが増えてきました。

それでは、外食のときにどのようなメニューを選べばよいのかを具体的に言うと、とにかく定食です。煮魚定食、焼き魚定食などの定食を選ぶのが一番です。それから比較的いいのが、そば、うどん、寿司。そしてファミリーレストランでメニューを見て選ぶときは、例外もあるとは思いますが、なるべくひらがなで表記してある料理を選ぶことです。

著者プロフィール

幕内秀夫（まくうち・ひでお）

1953年、茨城県生まれ。東京農業大学栄養学科卒業。専門学校の講師を務めるが、欧米摸倣の栄養教育に疑問をもち退職。日本列島を歩いて縦断、横断などを重ね、「FOODは風土」を提唱。伝統食と健康の研究を行う。帯津三敬病院などで食事相談を担当する他、プロスポーツ選手の食生活指導、企業の社員食堂、幼稚園・保育園の給食改善、そして食生活に関する講演会や執筆など、精力的に活動。
『フーズ&ヘルス研究所』主宰、『学校給食と子どもの健康を考える会』代表。ベストセラー『粗食のすすめ』をはじめ粗食シリーズや、『じょうぶな子どもをつくる基本食』（講談社）、『夜中にチョコレートを食べる女たち』（講談社）など著書多数。近著の『変な給食』（ブックマン社）が話題となっている。

学校給食と子どもの健康を考える会
http://www8.ocn.ne.jp/~f-and-h/kyusyoku/

フーズ&ヘルス研究所
http://www8.ocn.ne.jp/~f-and-h/

子どもが野菜嫌いで何が悪い！
——間違いだらけの食育ブーム

2010年　3月19日　初版第一刷発行

著　者　幕内秀夫
装　丁　松木美紀
装　画　三輪一雄
編　集　長澤智子（P's）
発行人　長廻健太郎
発行所　バジリコ株式会社
〒130-0022　東京都墨田区江東橋3丁目1番3号
電話03-5625-4420　ファックス03-5625-4427

印刷・製本　惠友印刷株式会社

©2010 Makuuchi Hideo　Printed in Japan　ISBN978-4-86238-167-5

乱丁、落丁本はお取替えいたします。本書の無断複写複製（コピー）は
著作権法上の例外を除き、禁じられています。価格はカバーに表示してあります。

http://www.basilico.co.jp